José Luis D'Addino
Cristina Patricia Grosso
Florencia D'Addino

Patologia cirúrgica do cancro da tiroide

José Luis D'Addino
Cristina Patricia Grosso
Florencia D'Addino

Patologia cirúrgica do cancro da tiroide

30 anos de experiência pessoal no tratamento do cancro da tiroide

ScienciaScripts

Imprint

Cover image: www.ingimage.com

This book is a translation from the original published under ISBN 978-620-8-22473-8.

Publisher:
Sciencia Scripts
is a trademark of
Dodo Books Indian Ocean Ltd. and OmniScriptum S.R.L publishing group

120 High Road, East Finchley, London, N2 9ED, United Kingdom
Str. Armeneasca 28/1, office 1, Chisinau MD-2012, Republic of Moldova, Europe
Printed at: see last page
ISBN: 978-620-8-28909-6

Índice

Prefácio Prólogo

Desde o início dos anos noventa, quando o bisturi era ainda um mistério por desvendar, senti uma vocação irresistível para a cirurgia de cabeça e pescoço. Era como descobrir um novo continente, um universo onde a arte da medicina se entrelaçava com a precisão de um relojoeiro. A cada incisão, a cada sutura, aprofundava-me num labirinto de conhecimentos, onde a anatomia era o meu mapa e a experiência, a minha bússola.

Hoje, depois de três décadas a navegar por estes mares, sinto uma profunda gratidão para com os faróis que iluminaram o meu caminho: o Hospital Italiano e o Hospital Roffo em Buenos Aires, o Jackson Memorial Hospital em Miami e, claro, o Hospital Municipal de Vicente López e o Hospital Modelo Privado, ambos em Buenos Aires, instituições que me proporcionaram um lar e a oportunidade de crescer e onde continuo a trabalhar.

Nestas páginas, partilho convosco o fruto de mais de 2500 cirurgias à tiroide, uma viagem que moldou a minha visão e a minha prática. Sei que a cirurgia é um campo em constante evolução e que as opiniões podem divergir. No entanto, confio que as provas e a experiência me apoiam nesta narrativa.

Acolhemos com agrado opiniões e perspectivas divergentes, uma vez que contribuem para o crescimento do nosso conhecimento e para o desenvolvimento desta fascinante especialidade.

Introdução

O objetivo desta obra é fornecer um guia prático e atualizado sobre cirurgia da tiroide, destinado a profissionais de saúde, internos e estudantes de medicina. Baseada numa vasta experiência clínica e cirúrgica de mais de 30 anos e numa sólida formação docente, esta publicação pretende ser uma referência para todos os interessados nesta subespecialidade.

Através de uma abordagem didática e concisa, serão abordados os aspectos mais relevantes da patologia da tiroide, com especial ênfase no cancro da tiroide. Serão apresentados os últimos avanços no diagnóstico e tratamento cirúrgico desta doença, bem como as principais complicações e como preveni-las.

Além disso, serão incluídas numerosas ilustrações e diagramas para facilitar a compreensão dos conceitos apresentados. Espera-se que este manual contribua para melhorar a formação dos futuros cirurgiões e para otimizar o tratamento dos doentes com patologia da tiroide.

Divulgação
O principal objetivo deste estudo é apresentar uma perspetiva pessoal sobre o tratamento do carcinoma da tiroide, baseada na minha experiência e numa análise crítica da literatura científica existente. Pretende-se contribuir para o enriquecimento do conhecimento nesta área, sem a pretensão de estabelecer verdades absolutas ou desacreditar os contributos de outros investigadores.

Não há conflito de interesses.

Agradecimentos

Dedico este trabalho a todas as pessoas que marcaram a minha vida. Aos meus professores, que me inspiraram a continuar a aprender; aos meus colegas, com quem partilhei conhecimentos e experiências; e à minha família, o meu refúgio nos momentos difíceis e a minha maior alegria nos triunfos. Uma recordação especial aos entes queridos que já não estão entre nós, cuja presença continua a ser uma fonte de força.

Quero expressar a minha sincera gratidão aos meus bolseiros, residentes e colegas, tanto do sector público como do privado, que me apoiaram e depositaram a sua confiança na minha equipa e em mim.

Gostaria também de reconhecer os contributos significativos de todos os profissionais cuja investigação, publicações ou estudos (citados abaixo nas bibliografias), contribuíram para o discurso em curso sobre a cirurgia do cancro da tiroide.

Poderia fornecer dados estatísticos sobre os seus 30 anos de experiência cirúrgica?

Esta análise basear-se-á em mais de 2500 cirurgias da tiroide realizadas durante um período de 30 anos, englobando tanto patologias benignas como malignas. Apresentarei as diferenças estatísticas em termos de sexo, idade e tipo histológico para cada patologia. Além disso, avaliarei a agressividade dos tumores malignos, avaliando a presença de invasão extratiroideia e metástases linfonodais à distância.

Dos 2.500 casos de tireoidectomia total, a faixa etária variou de 18 a 82 anos, com idade média de 50 anos. O total de cirurgias foi dividido em: benignas (1.797 pacientes) e malignas (703 pacientes). Relativamente ao género, 95% dos doentes eram do sexo feminino e 5% do sexo masculino. Isto demonstra uma forte tendência para a patologia benigna da tiroide nas mulheres em comparação com os homens, mas a diferença diminui quando se consideram as neoplasias. Dos 703 casos de cancro, 84,3% eram do sexo feminino e 15,7% do sexo masculino.
Esta diferença é estatisticamente significativa ($P<0,01$). Dos 703 casos analisados (Figura 1), o tipo histológico mais comum foi o Carcinoma Papilar, representando 74% dos pacientes. Dentro desta categoria, o carcinoma papilar clássico representou 70% dos casos. O Carcinoma Papilar Multicêntrico foi o segundo tipo mais prevalente, compreendendo 14,9% dos casos. Notavelmente, 90% dos pacientes com carcinoma papilar multicêntrico apresentaram metástases linfonodais descobertas intraoperatoriamente, principalmente localizadas no nervo laríngeo recorrente. Este achado sublinha a nossa abordagem de realizar tiroidectomia total para todos os carcinomas papilares maiores do que um centímetro.

Outros tipos histológicos incluíram Variante Folicular (15,72%), Carcinoma Medular (4%), Carcinoma Anaplásico (3,9%) e outros (2,38%). Foram identificados nove casos de carcinoma papilar com invasão extratiroideia, todos em pacientes do sexo feminino. Dentre esses casos, dois foram classificados como variantes de células altas. Além disso, foram observados quatro casos de carcinoma papilar com diferenciação de células escamosas e um caso de carcinoma papilar com variante esclerosante difusa. Três doentes apresentavam linfoma da tiroide. Dois doentes tinham o carcinoma de células escamosas como tipo histológico primário.

Os tipos histológicos raros incluíram Carcinoma Mucoepidermóide, Angiossarcoma Epitelioide, Plasmocitoma e Carcinoma Mucinoso com células em anel de sinete (um caso de cada tipo). Foram identificados dois casos de metástases tiroideias de carcinomas de outras localizações: um de carcinoma renal de células claras (23 anos após o tumor renal inicial) e um de carcinoma do endométrio (2 anos após o tumor uterino inicial).

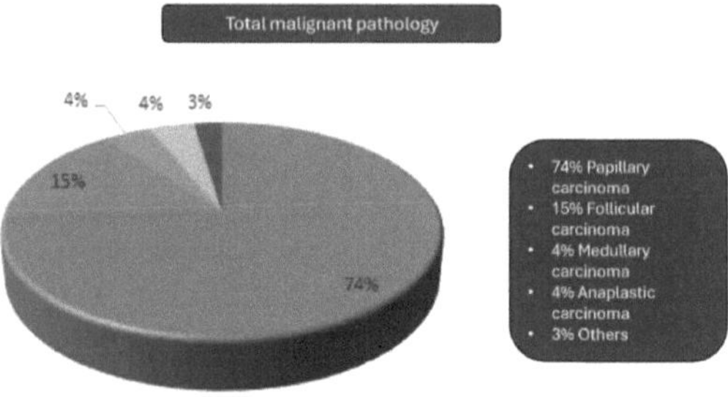

Figura 1. Patologia maligna total.

Em particular, 85% dos carcinomas papilares ocorreram num contexto de tiroidite linfocítica. As metástases linfonodais estavam presentes em 96 casos, incluindo 2 em doentes com carcinoma medular. Os restantes casos eram todos papilares com diferentes tipos de manifestação: metástases linfonodais intra-operatórias, metástases linfonodais laterocervicais pré-operatórias e metástases císticas laterocervicais.

A biópsia intra-operatória por secção congelada teve uma precisão de 80%, mas foi negativa em 15% dos doentes operados (falso negativo) e positiva em 5% das secções congeladas (falso positivo). Com base no estadiamento do tumor e na biopsia definitiva, 90% dos doentes com biopsias positivas foram reoperados se o tumor fosse maior do que um centímetro, tivesse invasão capsular, invasão vascular, invasão extra-tiroideia ou adenopatia.

As complicações pós-operatórias ocorridas nestes 703 pacientes com tumores malignos incluíram hematomas sufocantes em 7 casos (0,9%), resultando em um óbito (todos associados ao hipertireoidismo). A paresia do nervo laríngeo recorrente ocorreu em 12 casos (1,7%), sendo que em 10 casos (1,4%) a paralisia foi temporária, com resolução em 1 a 6 meses (média de 3 meses). Dois casos (0,2%) apresentaram paralisia permanente (um num doente reoperado e outro devido a infiltração tumoral extra-tiroideia). Foram realizadas traqueostomias em 19 casos. Destes, 14 (73%) foram devidos a infiltração tumoral, principalmente em carcinomas anaplásicos e papilares com extensão extratiroideia. Os restantes 5 casos necessitaram de traqueostomias devido a hematomas sufocantes pós-operatórios. Um paciente morreu de depressão respiratória após uma traqueostomia. Os restantes doentes foram decanulados ao fim de dois meses sem complicações.

Os restos de tiroide pós-tiroidectomia total são comuns em doentes oncológicos, sendo frequentemente detectados através de cintigrafia com iodo radioativo pós-cirúrgica. A presença destes remanescentes pode levar a um debate sobre a utilização da terapêutica com iodo-131. Em 8 casos, foi necessária uma reoperação. Destes, apenas 2 casos revelaram remanescente tiroideu neoplásico, enquanto os restantes 6 casos envolveram tecido cicatricial ressecado ou tecido tiroideu normal. O volume extraído na segunda cirurgia nunca ultrapassou os 2 cc.

A ecografia pós-cirúrgica é normalmente utilizada para acompanhamento, mas pode produzir resultados ambíguos. Por exemplo, os nódulos calcificados podem ser mal interpretados como granulomas de corpo estranho. Além disso, os ecografistas podem indicar a presença de um lobo da tiroide ou de toda a tiroide, mesmo após uma cervicotomia. Este facto pode causar ansiedade nos doentes que se questionam se a glândula foi completamente removida. Embora os ecografistas devam comunicar os seus resultados, devem fazê-lo de forma ética, evitando pormenores desnecessários sobre uma glândula que foi removida cirurgicamente. Embora possam existir restos ou novo tecido tiroideu, incluindo tecido potencialmente tumoral, é problemático relatar uma tiroide que já não deveria estar presente.

Tratamento **com iodo-131 (I-131)**

Após tiroidectomia total (com ou sem esvaziamento cervical), os tumores da tiroide são tratados com doses terapêuticas ablativas de iodo radioativo. Geralmente administramos 100 mili Curies (mCi) de I-131 e (Figura 2), nos casos que requerem uma segunda ou mais doses, aplicamos 100 ou 200 mCi, consoante o volume descrito no cintigrama. Em 70% dos casos, registou-se captação negativa no pescoço com uma dose pós-cirúrgica, em 15% foram necessárias duas doses e em 10% tiveram de ser aplicadas três doses de I-131. 5% dos doentes necessitaram de mais de 3 doses para obter uma captação cintigráfica negativa no pescoço. Em alguns casos, realizámos doses ablativas em doses consecutivas de 30 mCi e em 5 casos utilizámos tirotropina humana recombinante (Thyrogen®) para reduzir os sintomas de hipotiroidismo.

Outros tratamentos associados à cirurgia

Em histologias como a anaplásica ou a infiltrativa difusa, tivemos de completar o tratamento com iodo radioativo com radioterapia de feixe externo utilizando um acelerador linear. Esta foi geralmente aplicada no leito cirúrgico e nas cadeias linfonodais laterocervicais e mediastínicas. Um total de 10 pacientes foram submetidos a uma média de 5.500 cGy com electrões (variando entre 4.500 e 6.500 cGy).

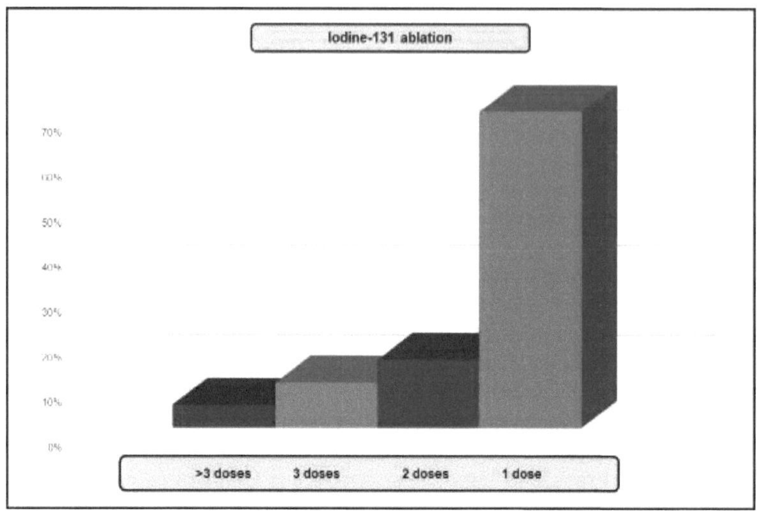

Figura 2. Número de doses de iodo radioativo.

Mortalidade

Cerca de 10,04% para os tumores malignos (Figuras 3 e 4).

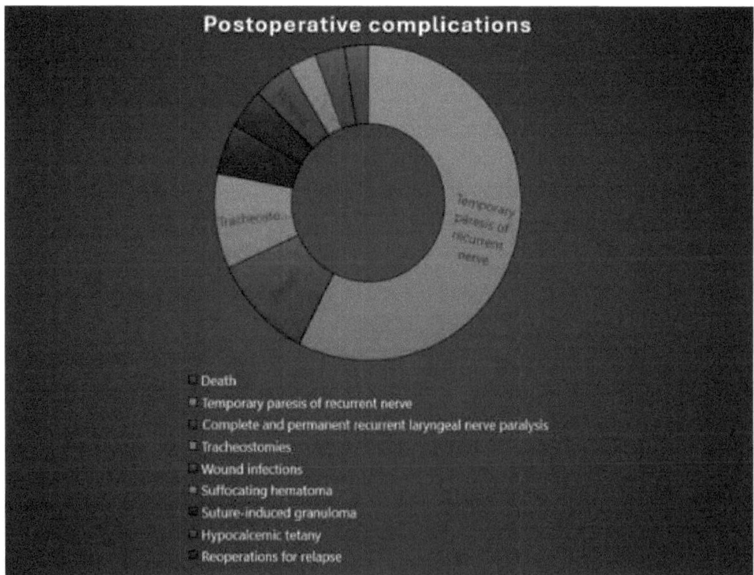

Figura 3. Complicações pós-operatórias.

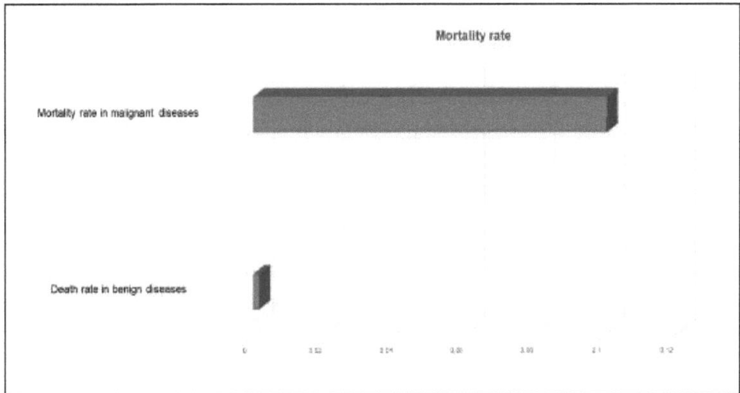

Figura 4. Taxa de mortalidade.

Sobrevivência dos carcinomas

Os doentes com carcinomas papilares clássicos têm uma taxa de sobrevivência a 5 anos de 98%. Considerando todos os tipos de carcinomas papilares, a taxa de sobrevivência aos 5 anos desce para 72%. O folicular teve uma taxa de sobrevivência de 100%, enquanto o anaplásico foi de 12%. Os tumores raros e as metástases na tiroide morreram todos antes dos 5 anos.

Comparação com a literatura

Diferentes séries indicam que a doença nodular da tiroide afecta entre 2,5% e 7% da população, com uma maior prevalência em mulheres de regiões sem deficiência de iodo. Um estudo prospetivo realizado pela Sociedade Argentina de Endocrinologia em diferentes centros, entre 1 de janeiro de 2000 e 31 de dezembro de 2001, avaliou 739 doentes com um único bócio nodular palpável[1] . Entre os pacientes encaminhados para avaliação cirúrgica de nódulos tireoidianos, 5% a 15% foram diagnosticados com câncer. Factores como a idade, o sexo, a exposição à radiação, a história familiar e outras variáveis clínicas podem sugerir a possibilidade de patologia maligna.

O estudo incluiu 93% de participantes do sexo feminino, com um rácio mulher/homem de 13:1 e uma idade média de 46,3 anos. Cerca de 30% tinham uma história familiar de patologia da tiroide e um doente referiu uma história de neoplasia endócrina múltipla. A patologia benigna foi o achado mais comum.

O adenoma folicular, embora frequente (30,7% na nossa amostra), raramente apresenta uma variante papilar. Alguns autores referem que estes adenomas podem apresentar estruturas papilares ou pseudopilares que podem ser confundidas com carcinoma papilar. No entanto, a ausência de critérios nucleares caraterísticos do carcinoma papilar, tais como núcleos opticamente claros, barras e inclusões intranucleares, permite um diagnóstico definitivo. O reconhecimento desta distinção é crucial para evitar o sobrediagnóstico do carcinoma papilar da tiroide .[2]

Entre as neoplasias, o carcinoma papilar simples, que se apresenta como um único nódulo, representou 70% dos casos. A literatura sugere que o carcinoma papilar constitui 80% da histologia do carcinoma da tiroide, seguido do carcinoma folicular (15%) e do carcinoma anaplásico (2%)[2,3] . Na nossa região, Novelli[4] refere que 80% dos doentes com carcinoma diferenciado da tiroide têm carcinoma papilar. O cancro da tiroide é o 50th cancro mais prevalente nas mulheres, depois do cancro da mama, da pele, do útero e do cólon. Os factores de risco associados ao desenvolvimento destes tipos de tumores incluem a radiação, predisposições hereditárias, factores alimentares, bócio pré-existente, tiroidite e hormonas sexuais como o estrogénio .[5-9]

A mortalidade por cancro da tiroide diminuiu 50% nas últimas três décadas. A idade média de morte por cancro da tiroide foi de 73 anos, com uma taxa ajustada à idade de 0,5 por 100 000 habitantes. A incidência do cancro papilar aumentou, mas a mortalidade diminuiu nas mulheres. Nos homens, tanto a incidência como a mortalidade aumentaram nas últimas três décadas. A mortalidade é duas vezes mais elevada nos homens, especialmente nos que têm mais de 50 anos de idade, e ainda mais elevada nas fases avançadas. A taxa de sobrevivência a cinco anos nos Estados Unidos é de aproximadamente 96,7%. Quando separados por estádio, os tumores localizados têm uma taxa de sobrevivência de 99,7%, nos tumores com infiltração regional é de 96,9% e naqueles com metástases extra-tiróideas é de 56,6%[6] . Vinte por cento dos carcinomas papilares são relatados como multicêntricos no início e 10% têm infiltração local .[6-8]

Os factores relacionados com a evolução do carcinoma papilar são apresentados na Tabela 1.

Alguns doentes apresentam um risco elevado de recidiva local ou regional[10] (5-20%), que pode estar relacionado com um tratamento inicial incompleto, agressividade do tumor, metástases ou infiltração. As recidivas são definidas como qualquer evidência de doença que ocorra nos primeiros seis meses de seguimento, mas também podem ser detectadas mais tarde. Os locais de recorrência mais frequentes são o leito cirúrgico, os gânglios linfáticos do pescoço ou os tecidos moles. As metástases ocorrem em 10-15% dos doentes, principalmente para os pulmões e ossos .[11]

Patient-related factors for estimating evolution
1. Age 2. Gender
Tumor-related factors
1. Histology 2. Tumor size 3. Multicentricity 4. Vascular invasion 5. Extrathyroidal extensión 6. Lymph node metastases 7. Distant metastases
Treatment-related factors
1. Extent of surgical resection 2. Radioiodine therapy

Tabela 1. Factores de evolução tumoral. Adaptado e modificado de: Limaiem, F. .[9]

No carcinoma papilar da tiroide, o risco de recorrência é maior em doentes com menos de 16 anos ou mais de 45 anos, bem como naqueles com caraterísticas tumorais específicas: variantes de células altas, colunares ou esclerosantes difusas; tumores maiores do que 40 mm; extensão extra-tiroideia na tiroidectomia inicial; metástases linfonodais cervicais múltiplas ou bilaterais; rutura da cápsula; e metástases mediastínicas (Figura 5).

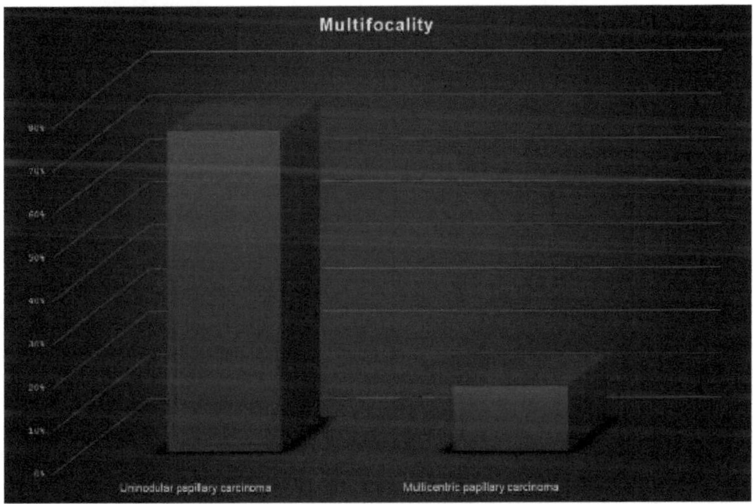

Figura 5. Multifocalidade.

Para reduzir o risco de recorrência e simplificar o seguimento, recomenda-se a tiroidectomia total para todos os cancros da tiroide. Esta abordagem facilita a monitorização com tiroglobulina, antitiroglobulina e exames de corpo inteiro. Sem tecido tiroideu residual, o seguimento é mais eficiente e rentável, uma vez que a ecografia e a PET podem não ser fiáveis ou acessíveis a todos os doentes (Figura 6). Este facto motiva a nossa prática de tiroidectomia total para todos os cancros da tiroide, o que, por um lado, diminui o risco de recorrência e, por outro, simplifica o seguimento com tiroglobulina, antitiroglobulina e exames de corpo inteiro. Sem tecido tiroideu residual, o seguimento é mais eficiente e rentável, uma vez que a ecografia não é precisa nem específica e a PET pode não ser fiável ou acessível a todos os doentes (Figura 6).

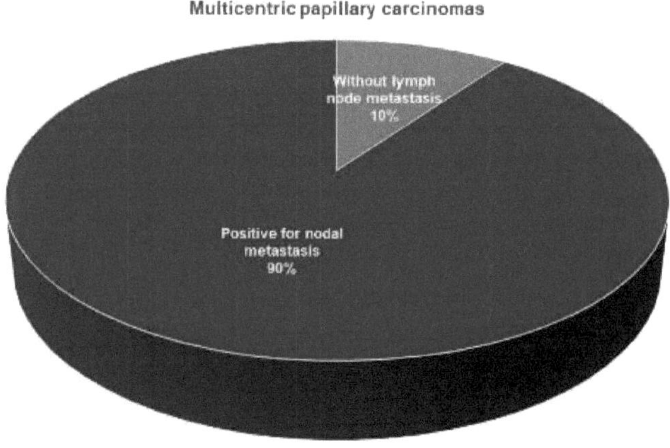

Figura 6. Carcinomas papilares multicêntricos.

Atualmente, a resistência à insulina é também discutida como uma variável na evolução e aparecimento de carcinomas. Vários autores têm descrito a presença de resistência à insulina e síndrome metabólica em doentes com nódulos da tiroide. A síndrome metabólica é um conjunto de factores de risco para doença vascular e diabetes tipo 2, e recentemente tem sido implicada como uma caraterística relevante na proliferação celular. A resistência à insulina é considerada o elo fisiopatológico dos constituintes da síndrome metabólica[8,10] . Tem sido descrito na literatura que indivíduos com resistência à insulina apresentam aumento do tamanho da glândula tiroide e maior prevalência de nódulos. As células neoplásicas da tiroide são sensíveis à insulina e aos factores de crescimento semelhantes à insulina (IGFs) I e

II, muitas vezes sobre-expressando receptores para estas substâncias. Tanto a insulina como a hormona estimulante da tiroide (TSH) actuam como factores de crescimento para as células da tiroide. A resistência à insulina e os IGFs teriam um papel nos precursores das células foliculares da tiroide. A diferenciação celular está associada a alterações importantes na expressão destes receptores e dos seus ligandos relacionados .[12-14]

Vários estudos sugerem que alguns mediadores humorais e hormonais do tecido adiposo estimulariam o eixo hipotálamo-hipófise-tiroideu, aumentando a secreção de TSH. Suspeita-se que o mecanismo esteja relacionado com a leptina. Haveria uma relação entre a leptina e as hormonas tiroideias através da contra-regulação desta substância e das hormonas tiroideias. A leptina regula a expressão do recetor TRH. A secreção de leptina aumenta linearmente com o volume de massa gorda; a insulina também aumenta os níveis de leptina. Desta forma, o aumento da massa gorda presente em indivíduos com resistência à insulina e síndrome metabólica contribuiria para o aumento da secreção de TSH através dos níveis séricos de leptina. A TSH é a hormona mais importante relacionada com o crescimento e diferenciação das células tiroideias, sendo bem conhecida a sua atividade mitogénica na presença de insulina em culturas celulares .[15-18]

Rezzónico J. et al[19,20] relataram uma maior incidência de resistência à insulina em doentes com carcinoma papilar da tiroide, tendo sido postulado que a resistência à insulina seria um importante fator de risco para o desenvolvimento de carcinoma papilar da tiroide, bem como de outros carcinomas não tiróides. Os mesmos autores demonstraram que os doentes com acantose nigricans têm uma elevada prevalência de nódulos da tiroide associados à resistência à insulina. Estes autores postularam que os carcinomas papilares da tiroide em doentes com resistência à insulina seriam menos agressivos. A explicação basear-se-ia no facto de os doentes com carcinoma papilar da tiroide sem resistência à insulina terem uma maior suscetibilidade genética para desenvolver mutações em genes cancerígenos, como o RAS e o BRAF. Por outro lado, os doentes com resistência à insulina apresentariam carcinoma papilar da tiroide como consequência do estímulo proliferativo da insulina e da TSH, via insulina e leptina, em glândulas que poderiam não ter desenvolvido estes tumores se não tivessem sido hiperestimuladas. Seria de esperar que os doentes com a presença de ambos os componentes (hiperinsulinémia e suscetibilidade genética para mutações) desenvolvessem tumores mais agressivos.

A mutação BRAFT1799A tem sido correlacionada com fenótipos tumorais mais agressivos. A literatura fornece evidências de uma associação entre a mutação BRAF, o tamanho do tumor (superior a um centímetro) e a idade superior a 60 anos. No entanto, a discussão permanece em curso . [21]

O Tall Cells[22] apresenta um comportamento mais agressivo do que o carcinoma papilar clássico, os nossos dois casos tinham tumores com menos de 5 cm mas com infiltração extratiroideia e metástases cervicais. Nenhum dos casos ultrapassou os 5 anos de sobrevivência.

Existem outras apresentações clínicas menos frequentes: linfadenopatia metastática solitária, massas parafaríngeas, quistos cervicais, hemoptise e metástases à distância[7,8] . Existem diversos tumores que podem apresentar transformação quística das suas metástases, no entanto, o carcinoma espinocelular e o carcinoma papilar da tiroide são os mais frequentemente diagnosticados em adultos jovens, por esta ordem[22,23] . Operámos 2 doentes do sexo feminino cuja consulta foi motivada por um quisto laterocervical; a biopsia resultou, em ambos os casos, em metástases quísticas de carcinoma papilar da tiroide. A apresentação de uma massa cística laterocervical corresponde geralmente a um processo benigno. Os quistos cervicais malignos são muito raros e têm geralmente origem em tumores metastáticos, principalmente de carcinomas das regiões oro-naso-faríngea e salivar, ou no raro e controverso carcinoma branquiogénico primário. Um tumor encontrado incidentalmente, apesar dos exames de diagnóstico de rotina, e que se apresenta inicialmente como uma metástase linfonodal cervical, é classificado como um carcinoma oculto da tiroide. Esta forma de apresentação ocorre em média em 10 a 20% dos casos.

O carcinoma papilar também pode ocorrer num quisto tiroglossal[24] . A prevalência do cisto é de 7% na população adulta; a transformação neoplásica é infrequente (1% dos casos), com maior prevalência em mulheres entre 20 e 50 anos de idade. Na nossa série de casos, operámos um caso de quisto tiroglossal com carcinoma papilar que não foi incluído nesta estatística, uma vez que a histologia da peça de tiroidectomia não revelou qualquer patologia oncológica .[24]

A variante esclerosante difusa é pouco frequente, não existindo diferenças estatísticas entre homens e mulheres. Na nossa experiência, operámos um jovem que se estreou com metástases cervicais. É mais frequente em jovens e crianças. Está predominantemente associada à mutação do gene RET. Esta variante constitui 2% nas crianças e 10% nos adultos, de acordo com diferentes trabalhos publicados. Muitos autores consideram-na um tipo mais agressivo devido à sua tendência para apresentar um envolvimento maciço da glândula tiroide e estender-se para fora da glândula, dando origem a metástases linfonodais e à distância[25-27] . Ocorre em proporções iguais entre homens e mulheres, o que é surpreendente quando comparado com o carcinoma papilar típico, que é duas vezes mais frequente nas mulheres. A maior incidência de apresentação é descrita por volta dos 29 anos de idade, manifestando-se com aumento difuso da tiroide, simulando tiroidite. Está frequentemente associado a nódulos cervicais ou é a primeira manifestação da doença, como no nosso caso. Apesar da sua tendência mais agressiva, a taxa de sobrevivência específica é de 93% em 10 anos de seguimento[28-30] . O nosso doente necessitou de 4 doses de I-131 e radioterapia externa para negativação da tiroglobulina e cintigrafia pós-tiroidectomia total com esvaziamento cervical bilateral.

Existe outra variedade muito rara e altamente agressiva, correspondente à histologia com diferenciação escamosa que evolui com rápida infiltração local e extrema malignidade, com elevada mortalidade. A apresentação mais comum é como uma massa cervical assintomática, geralmente como um nódulo solitário. Menos de um terço dos doentes apresenta adenopatia e a infiltração local é pouco frequente. Na nossa amostra de 4 doentes, a evolução foi de rápida infiltração dos tecidos circundantes, músculo e traqueia; todos morreram antes dos 5 anos[29] . A sua origem é desconhecida, mas estabelece-se uma relação intensa entre a metaplasia celular que lhe daria origem com a tiroidite de Hashimoto e a radiação externa.

O carcinoma mucoepidermóide esclerosante da tiroide é um tipo de tumor pouco comum[30] . A literatura reflete 35 casos publicados, sendo o nosso o primeiro documentado na Argentina. Os tumores tireoidianos podem apresentar diferenciação escamosa, sendo esta uma manifestação que deve ser considerada no diagnóstico diferencial dos diferentes tipos de carcinomas, como o carcinoma espinocelular propriamente dito, o papilar clássico com metaplasia escamosa, o mucoepidermoide e o mucoepidermoide esclerosante com eosinofilia. A histogénese do carcinoma mucoepidermóide esclerosante com eosinofilia é controversa, alguns autores consideram que tem origem num remanescente do corpo ultimobranquial, enquanto outros postulam que poderia desenvolver-se a partir das próprias células epiteliais foliculares da tiroide. O doente que intervencionámos apresentava um carcinoma mucoepidermóide de 4x4 cm sem metástases, encontrando-se atualmente livre de doença .[31,32]

O angiossarcoma epitelioide era anteriormente conhecido na literatura como hemangioendotelioma e apresentava-se dentro da sua raridade mais frequentemente em doentes alpinos e tem a caraterística de ser de rápida metastização; o nosso caso foi um homem de 66 anos de origem paraguaia, estreou-se com metástases ósseas na clavícula e com a biópsia da mesma, descobriu-se a tiroide primária .[33]
As metástases da glândula tiroide são geralmente pouco frequentes. Os nossos doentes (um homem e uma mulher) apresentavam infiltração extratiroideia e nodal aquando da tiroidectomia. A incidência na autópsia tem sido bastante variável, de 1 a 25% em autópsias não selecionadas e 24% em doentes com neoplasias malignas. Um estudo apresentado pela Mayo Clinic em 1997 relatou 43 doentes com metástases na glândula tiroide. O tumor primário mais frequente foi o renal (33%), seguido do pulmão (16%), da mama (16%), do esófago (9%) e do útero (7%). O tempo até ao diagnóstico de metástases foi de 106 meses para o adenocarcinoma renal, 131 meses para o cancro da mama e 132 meses para o cancro do útero. Observámos uma metástase de carcinoma de células claras de um tumor renal 23 anos após o tumor primário ter sido operado. Este caso revelou-se uma raridade na literatura internacional. Outro caso foi uma metástase de um carcinoma do endométrio 2 anos após o tratamento .[34]

Bibliografia

1. Corino, M., Faure, E., Sala, M., Deutsch, S., Abalovich, M., Alcaraz, G., Balzaretti, M., Becerra, H., Brenta, G., Cabezón, C., Ferreiro, L., Frascaroli, G., Gauna, A., Gutierrez, S., Iorcansky, S., Lowenstein, A., Puig, C., Melado, G., Niepomniszcze, H., Vázquez, G. (2011). Programa nacional de bocio nodular (PRONBONO): Estudio multicéntrico de bocio nodular único palpable. Revista Argentina de Endocrinología y Metabolismo, 48(3), 149-157. https://www.scielo.org.ar/scielo.php?script=sci_arttext&pid=S1851-30342011000300004&lng=es&nrm=iso&tlng=es
2. McGuirt, W., Marshall, R. (1980). Carcinoma pós-irradiação no remanescente da tiroide: variante folicular do carcinoma papilar da tiroide. Head Neck Surg 38:36-40.
3. Gauna, A., Novelli, J. (2008). Hipertiroidismo 1ª Ed. Rosario, UNR Editora, Universidad Nacional de Rosario. 32;345-357
4. Novelli, J. Tratamento cirúrgico das recorrências loco-regionais no carcinoma papilar. VII Congreso de FASEN, 3 al 5 de Noviembre de 2010.
5. Mazzaferri, E. (1987). Carcinoma papilar da tiroide: factores que influenciam o prognóstico e a terapêutica atual. Semin Oncol, 14:315-32
6. Mazzaferri, E., Jhiang, S. (1994). Impacto a longo prazo da terapia cirúrgica e médica inicial no cancro da tiroide papilar e folicular. Am J Med, 97:418-28
7. Kowalski, L., Novelli, J. (2010). Carcinoma papilar de tiroides. Ed. UNR. Cap. 6, pág. 73-76
8. Kowalski, L., Novelli, J. (2010). Carcinoma papilar de tiroides. Editorial URN Editora. 1° Ed. 19 :201-211
9. Limaiem, F., Rehman, A., Mazzoni, T. (2024). Carcinoma papilar da tiroide. En StatPearls. Publicação StatPearls
10. Kowalski, L., Novelli, J. (2010). Carcinoma papilar de tiroides. Editorial URN Editora. 1° Ed. 19 :213-219
11. Verburg, F., de Keizer, B., Lam, M., de Klerk, J., Lips, C., Borel-Rinkes, I., van Isselt, J. (2007). Doença persistente em doentes com carcinoma papilar da tiroide e metástases de nódulos linfáticos após cirurgia e ablação com iodo-131. World Journal of Surgery, 31(12), 2309-2314. https://doi.org/10.1007/s00268-007-9257-2
12. Alberti, K., Zimmet, P., Shaw, J. (2006). Metabolic syndrome. Uma nova definição a nível mundial. Uma Declaração de Consenso da Federação Internacional de Diabetes. Diabetic Medicine: A Journal of the British Diabetic Association, 23(5), 469-480. https://doi.org/10.1111/j.1464-5491.2006.01858.x
13. Wilhelm, S., Carter, C., Tang, L., Wilkie, D., McNabola, A., Rong, H., Chen, C., Zhang, X., Vincent, P., McHugh, M., Cao, Y., Shujath, J., Gawlak, S., Eveleigh, D., Rowley, B., Liu, L., Adnane, L., Lynch, M., Auclair, D., Trail, P. (2004). O BAY 43-9006 apresenta uma atividade antitumoral oral de largo espetro e tem como alvo a via RAF/MEK/ERK e os receptores tirosina-

quinases envolvidos na progressão tumoral e na angiogénese. Cancer Research, 64(19), 7099-7109. https://doi.org/10.1158/0008-5472.CAN-04-1443

14. Painel de Peritos para a Deteção, Avaliação e Tratamento do Colesterol Sanguíneo Elevado em Adultos. (2001). Resumo executivo do terceiro relatório do painel de peritos do programa nacional de educação sobre o colesterol (NCEP) sobre a deteção, avaliação e tratamento do colesterol elevado no sangue em adultos (painel de tratamento de adultos III). JAMA: The Journal of the American Medical Association, 285(19), 2486-2497. https://doi.org/10.1001/jama.285.19.2486
15. Sari, R., Balci, M., Altunbas, H., Karayalcin, U. (2003). O efeito do peso corporal e da perda de peso no volume e na função da tiroide em mulheres obesas. Clinical Endocrinology, 59(2), 258-262. https://doi.org/10.1046/j.1365-2265.2003.01836.x
16. Malaguarnera, R., Frasca, F., Garozzo, A., Gianì, F., Pandini, G., Vella, V., Vigneri, R., Belfiore, A. (2010). Isoformas do recetor de insulina e recetor do fator de crescimento semelhante à insulina em precursores de células foliculares humanas de cancro papilar da tiroide e tiroide normal. The Journal of Clinical Endocrinology and Metabolism, 96(3), 766-774. https://doi.org/10.1210/jc.2010-1255
17. Ayturk, S., Gursoy, A., Kut, A., Anil, C., Nar, A., Tutuncu, N. (2009). A síndrome metabólica e os seus componentes estão associados ao aumento do volume da tiroide e à prevalência de nódulos numa área com deficiência moderada a moderada de iodo. European Journal of Endocrinology, 161(4), 599-605. https://doi.org/10.1530/EJE-09-0410
18. Li, X., Lu, S., Miyagi, E., Katoh, R., Kawaoi, A. (1999). Thyrotropin prevents apoptosis by promoting cell adhesion and cell cycle progression in FRTL-5 cells. Endocrinology, 140(12), 5962-5970. https://doi.org/10.1210/endo.140.12.7183
19. Rezzónico, J., Rezzónico, M., Pusiol, E., Pitoia, F., Niepomniszcze, H. (2009). Aumento da prevalência de resistência à insulina em pacientes com carcinoma diferenciado da tiroide. Metabolic Syndrome and Related Disorders, 7(4), 375-380. https://doi.org/10.1089/met.2008.0062
20. Rezzónico, J., Rezzónico, M., Pusiol, E., Pitoia, F., Niepomniszcze, H. (2010). Tratamento com metformina para pequenos nódulos benignos da tiroide em pacientes com resistência à insulina. Metabolic Syndrome and Related Disorders, 9(1), 69-75. https://doi.org/10.1089/met.2010.0026
21. Cañadas Garre, M., López de la Torre Casares, M., Becerra Massare, P., López Nevot, M., Villar Del Moral, J., Muñoz Pérez, N., Vílchez Joya, R., Montes Ramírez, R., Llamas Elvira, J. (2011). Mutação BRAF (T1799A) no tumor primário como marcador de risco, recorrência ou persistência do carcinoma papilar da tiroide. Endocrinología y nutrición: órgano de la Sociedad Española de Endocrinología y Nutrición, 58(4), 175-184. https://doi.org/10.1016/j.endonu.2011.02.006

22. Hawk, W., Hazard, J. (1976). The many appearances of papillary carcinoma of the thyroid. Cleveland Clinic Quarterly, 43(4), 207-215. https://doi.org/10.3949/ccjm.43.4.207
23. Martín-Pérez, E., Larrañaga, E., Marrón, C., Monje, F. (1997). Carcinoma papilar primário que surge num quisto do ducto tiroglossal. The European Journal of Surgery, 163(2), 143-145.
24. Gómez-Álvarez, L., Treviño-Lozano, M., de la O-Escamilla, M., Vergara-Miranda, H., Anda, L., Falcón, L., Tafoya, A. (2022). Carcinoma papilar da tireoide de um cisto tireoglosso: série de casos. *Journal of Surgical Case Reports*, *2022*(2), rjab613. https://doi.org/10.1093/jscr/rjab613
25. Carcangiu, M., Bianchi, S. (1989). Variante esclerosante difusa do carcinoma papilar da tiroide. Estudo clinicopatológico de 15 casos. The American Journal of Surgical Pathology, 13(12), 1041-1049. https://doi.org/10.1097/00000478-198912000-00006
26. Sheu, S., Schwertheim, S., Worm, K., Grabellus, F., Schmid, K. (2007). Variante esclerosante difusa do carcinoma papilar da tiroide: ausência de mutação BRAF mas ocorrência de rearranjos RET/PTC. Modern Pathology: An Official Journal of the United States and Canadian Academy of Pathology, Inc, 20(7), 779-787. https://doi.org/10.1038/modpathol.3800797
27. Vrabie, C., Terzea, D., Petrescu, A., Waller, M. (2009). A análise histopatológica da variante esclerosante difusa do carcinoma papilar da tiroide: uma forma distinta e rara. Revue Roumaine de Morphologie et Embryologie [Revista Romena de Morfologia e Embriologia], 50(4), 743-748.
28. Kim, H., Han, B., Shin, J., Ko, E., Sung, C., Oh, Y., Song, S. (2010). Carcinoma papilar da tiroide de uma variante esclerosante difusa: monitorização ultra-sonográfica de uma glândula tiroide normal para a formação de massa. Jornal Coreano de Radiologia: Official Journal of the Korean Radiological Society, 11(5), 579-582. https://doi.org/10.3348/kjr.2010.11.5.579
29. Rodríguez J., Romero P., Wu H., Durand A., Leone J., Barciocco C., Califano I., Rojas Bilbao E., Califano L., Dioca M. (2010). Carcinoma de Células escamosas de tiroides. A propósito de un caso. Rev Arg Endoc y Metab 47; versión ISSN 1851-3034 https://www.scielo.org.ar/pdf/raem/v47n4/v47n4a06.pdf
30. Wu, P., Leslie, P., McLaren, K., Toft, A. (1989). Carcinoma papilar esclerosante difuso da tiroide: um lobo em pele de cordeiro. Clinical Endocrinology, 31(5), 535-540. https://doi.org/10.1111/j.1365-2265.1989.tb01277.x
31. Romero, A., Meza, I. (2010). Carcinoma papilar de tiroides, variante esclerosante difusa: um subtipo histológico de difícil diagnóstico. Rev Colomb Cancerol 14(4): 240-244 http://file:///C:/Users/Usuario/Downloads/cancercol,+Reporte+de+Caso+-+2.pdf
32. D'Addino, J., Pigni, M., Niepomniszcse, H. (2008). Carcinoma mucoepidermoide esclerosante com eosinofilia da glândula tiroide. Comunicación de caso. Rev Arg Cirug. 95:15-17

33. D'Addino, J., Canteros, G., Mayorga, H., Falcoff, N., Niepomniszcze, H. (2004). Angiosarcoma epitelioide de tiroides com metástase em hueso. Comunicación de caso clínico. Revista Argentina de Endoc y Metabolismo 41:214-221 https://raem.org.ar/articulos_raem/angiosarcoma-epitelioide-de-tiroides-con-metastasis-en-hueso/
34. D'Addino, J., Canteros, G., Mayorga, H., Falcoff, N., Niepomniszcze, H. (2005). Metástase de carcinoma papilar tipo endometroide de útero em glândula tiroide. Rev. Cirujano General de la Asociac Mexicana de Cirugía. 27:324-32 https://www.medigraphic.com/pdfs/cirgen/cg-2005/cg054m.pdf

O que é que sugere aos recém-chegados?

Comecemos por rever algumas dicas essenciais que não podem ser esquecidas na embriologia da tiroide, para compreender a sua origem e a razão dos vestígios embriológicos que podem existir durante o seu desenvolvimento. A glândula forma-se entre as 3rd e as 5th semanas de gestação e aparece como uma proliferação epitelial originária da endoderme no pavimento da faringe, na base da língua .[1]

Este primórdio tiroideu desce após a quarta semana de gestação através do ducto tiroglossal (Figura 1). Nas semanas seguintes, continua a migrar em direção à base do pescoço, sempre ligado à língua pelo ducto tireoglosso (este facto é importante porque explica, mais tarde, o aparecimento do quisto tireoglosso), até à sétima semana, quando atinge a sua localização anatómica pré-traqueal. Os primórdios do corpo ultimobranquial originam-se a partir da quinta semana e na quarta bolsa faríngea, e darão origem às células C parafoliculares . [1,2]

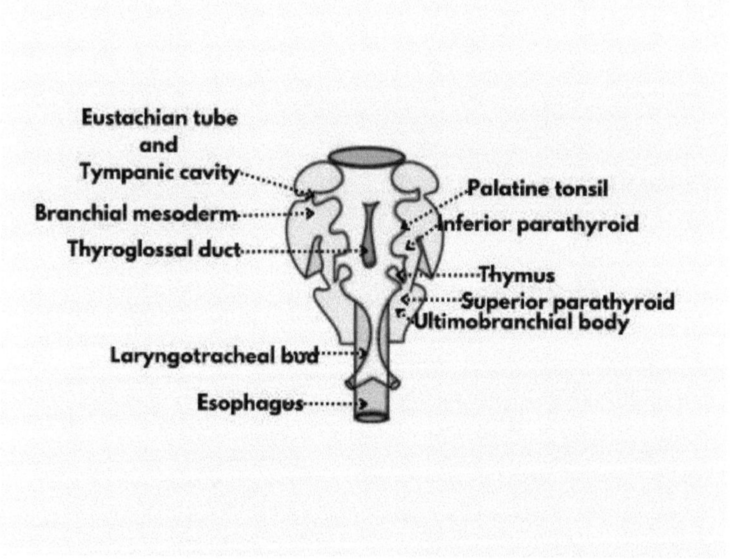

Figura 1. Embriologia Adaptado e modificado de Meruane, M., et al .[3]

Após a incisão da pele, do tecido celular subcutâneo e do platisma, acede-se aos músculos pré-tiroideus. Através da linha média destes, acede-se à glândula tiroide.

Sob a pele do pescoço, encontra-se o músculo platisma, sucedido pelos músculos superficiais e profundos (Figura 2).

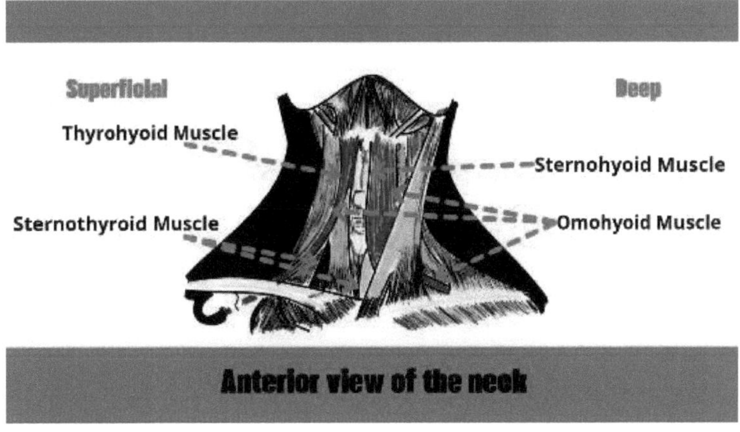

Figura 2. Musculatura cervical. Adaptado e modificado de Fernández, M. .[1]

Continuemos com a revisão de alguma anatomia cirúrgica, requisito fundamental para a dissecção cirúrgica da glândula. A tiroide está localizada atrás dos músculos pré-tiroideus, envolvida pela fáscia cervical profunda, e devemos mencionar os ligamentos anterior e lateral ou ligamentos de Berry[4] (elemento de localização do nervo recorrente). O ligamento de Berry (Foto 1) serve de fixação entre a glândula tiroide e a cartilagem cricoide, bem como os anéis iniciais da traqueia[5]. Em algumas glândulas, pode ser encontrado o tubérculo de Zuckerkandl, que é uma projeção do lóbulo e está geralmente localizado sobre o nervo recorrente . [4]

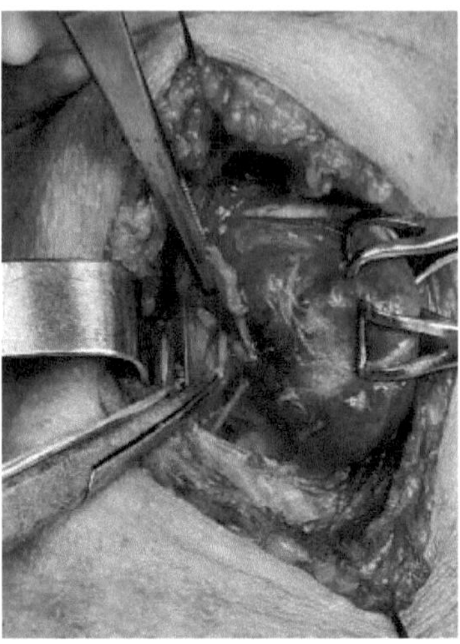

Foto 1. Elevação do ligamento de Berry e do nervo recorrente posterior.

O suprimento sanguíneo para a glândula tiroide é fornecido pela artéria tiroide superior, um ramo da artéria carótida externa (Figura 3). Ao atingir o pólo superior, divide-se em três ramos. O nervo laríngeo superior está localizado neste ponto de divisão e entrada, sendo fundamental compreender que ele pode ou não passar entre os ramos da artéria tireóidea superior. Isso é evitado ligando os ramos separadamente[1,6,7] (Figura 4).

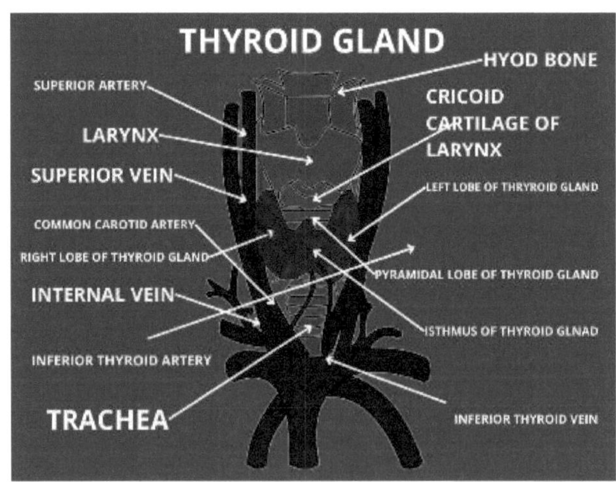

Figura 3. Anatomia. Adaptado e modificado de Fernández, M. .[1]

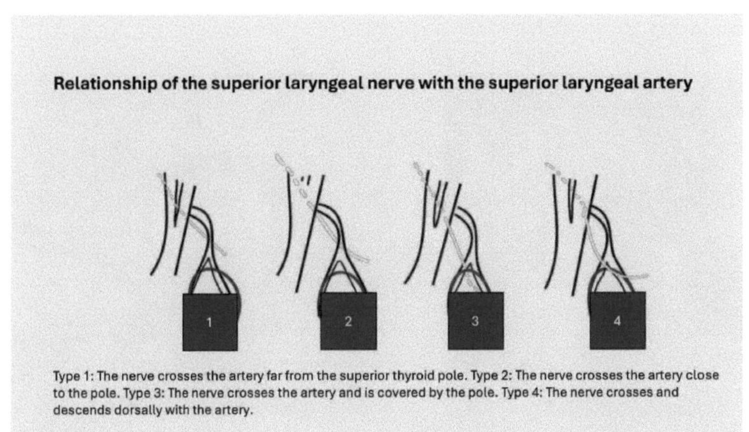

Figura 4. Nervo laríngeo superior. Adaptado e modificado de Kierner, A., et al. .[7]

A outra artéria é a artéria tiroideia inferior, que se origina do tronco tirocervical da artéria subclávia e, por vezes, diretamente da própria artéria subclávia. Tal como a artéria superior, divide-se em três ramos antes de entrar na glândula. Esta divisão é onde o nervo laríngeo recorrente (que tipicamente ascende do tórax em direção à laringe) passa entre os ramos da artéria tiroideia inferior ou cruza a artéria anterior ou posteriormente (Figura 5). É importante lembrar que existe uma variante anatómica do nervo chamada nervo laríngeo não-recorrente[6,8-10] (Foto 2 - A e B) e que pode correr quase paralelamente à artéria tiroideia inferior . [11]

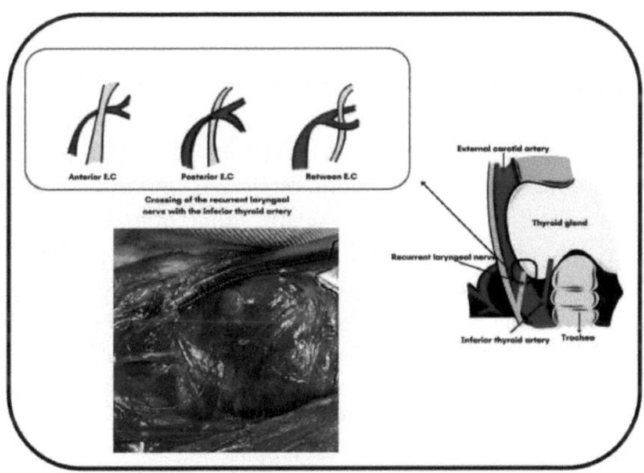

Figura 5. Nervo recorrente e seu cruzamento com a artéria tireóidea inferior. Adaptado e modificado de Campos, B., et al. .[12]

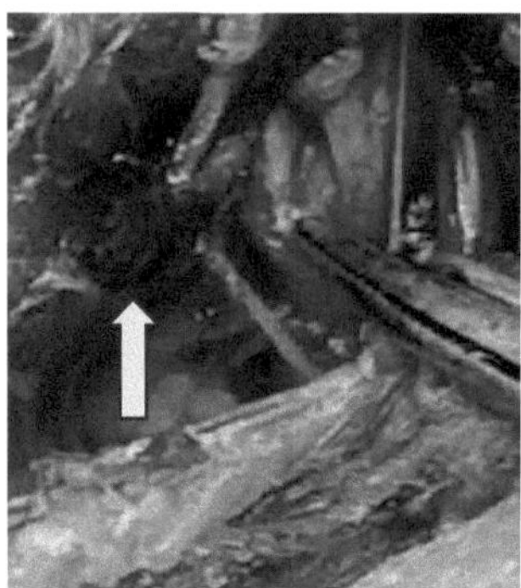
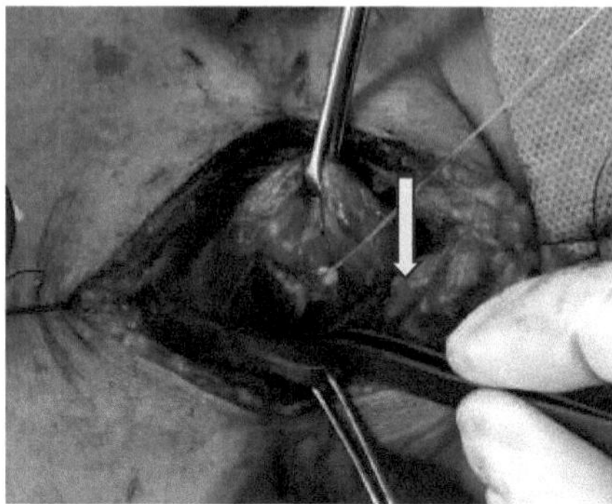

Foto 2-(A) Nervo recorrente abaixo da artéria tireóidea inferior. (B) Recorrente sobre a artéria tireóidea inferior e a glândula paratireoide.

Um terceiro ramo arterial, mais pequeno e inconstante, conhecido como artéria acessória ou tiroideia (IMA)[1,5] , também pode ser observado. A veia média da tiroide é mais frequentemente encontrada. As restantes veias seguem geralmente os vasos arteriais[1,5,6,12] . Os linfáticos formam um plexo peritireoidiano e drenam para a cadeia jugular superior, média e inferior, bem como para os nódulos laterais, pré-laríngeos, pré-traqueais, paratraqueais e mediastínicos[1,5,6] . Com base no exposto, recomendo atenção meticulosa aos detalhes, conhecimento profundo da anatomia, sempre identificando e acompanhando o nervo recorrente em todo o seu trajeto, congelamento intraoperatório, exploração dos compartimentos linfonodais e manutenção da normotensão durante a cirurgia.

É comum que os anestesiologistas mantenham os pacientes sob anestesia profunda, resultando em hipotensão. Ao despertar e ao ser extubado, o paciente frequentemente apresenta ataques de tosse ou hipertensão, o que pode levar a sangramentos não evidentes durante a cirurgia. Nos casos de bócio gigante, é essencial dispor de um bougie de Eschmann ou de um laringoscópio de fibra ótica para uma intubação difícil. É fundamental esperar que o doente acorde e observar a sua ventilação e saturação de oxigénio. Como já foi referido, coloco drenos em todas as tiroidectomias totais. O hemostato de celulose oxidada[13] (Surgicel®) só é utilizado em cirurgias com muito sangramento. Mesmo nesta fase da minha carreira, continuo a telefonar e a informar-me sobre a evolução do doente. Apesar dos meus anos de experiência, continuo a prestar um acompanhamento pós-operatório personalizado aos meus doentes, tanto imediatamente como a longo prazo. Contacto habitualmente os médicos de serviço na instituição onde o meu doente foi admitido para me informar sobre o seu estado pós-operatório e continuo a acompanhar os doentes na minha clínica. O tempo de alta varia consoante a cirurgia, mas normalmente o nosso objetivo é um período de 12 a 24 horas.

Bibliografia

1. Fenández M. (2015). Patología y Cirugía de las Glándulas Tiroides y Paratiroides. Cyan Proyectos Editoriales, S.A. ISBN 978-84-8198-935-9. De la Sociedad Española de Otorrinolaringología y Patología Cérvico-Facial, P. O. (s/f). Tiroides y paratiroides. Seorl.net. Recuperado a 22 de setembro de 2024, de https://seorl.net/PDF/ponencias%20oficiales/2015%20Patolog%C3%ADa%20y%20cirug%C3%ADa%20de%20las%20glandulas%20tiroides%20y%20paratiroides.pdf
2. García M., Valdés Eencina M. (1998). Embriogénese da glândula tiroide. Rev. Méd. Costa Rica Centroam, 65(545):141-4, out.-dic. Ilus https://pesquisa.bvsalud.org/portal/resource/pt/lil-238108
3. Meruane, M., Smok, C., Rojas, M. (2012). Desarrollo de Cara y Cuello en Vertebrados. Revista Internacional de Morfologia [International Journal of Morphology], 30(4), 1373-1388. https://doi.org/10.4067/s0717-95022012000400020
4. Gil Carcedo-Sañudo, E., De las Heras-Flórez, P., Morales-Medina, G., Herrero-Calvo, D., Vallejo-Valdezate, L. (2021). Puntos clave en la cirugía de la glándula tiroides. Revista ORL, 12(4), 359-370. https://doi.org/10.14201/orl.25153
5. León, A. (s/f). A Glândula Tiroide Normal: Anatomia. Iaea.org. Recuperado el 22 de septiembre de 2024, de https://humanhealth.iaea.org/HHW/NuclearMedicine/Radionuclide_Therapy/IAEATrainingCoursesandMeetings/RegionalTrainingCourseNicaragua2012/Anatomia_Tiroides.pdf
6. Gil Carcedo-Sañudo, E., De Las Heras-Florez, P., Herrero-Calvo, D., Fernández-Cascón, S., Vallejo-Valdezate, L. (2019). Anatomía quirúrgica de las glándulas tiroides y paratiroides. Revista ORL, 11(2), 161-178. https://doi.org/10.14201/orl.21494
7. Kierner, A., Aigner, M., Burian, M. (1998). O ramo externo do nervo laríngeo superior: A sua anatomia topográfica em relação à cirurgia do pescoço. Archives of Otolaryngology--Head & Neck Surgery, 124(3), 301. https://doi.org/10.1001/archotol.124.3.301
8. Boccalatte, L., Masino, E., Rodríguez Santos, F., Gómez, N., Yanzón de la Torre, A., Figari, M. (2019). Nervio laríngeo inferior no recurrente tipo I. Revista Argentina de Cirugia, 111(1), 33-35. https://www.scielo.org.ar/scielo.php?script=sci_arttext&pid=S2250-639X2019000100005
9. Le, Q., Ngo, D., & Ngo, Q. (2018). Nervo laríngeo não recorrente na cirurgia da tireoide: Um relato de série de casos no Vietname e revisão da literatura. International Journal of Surgery Case Reports, 50, 56-59. https://doi.org/10.1016/j.ijscr.2018.07.017

10. Henry, B., Sanna, S., Graves, M., Vikse, J., Sanna, B., Tomaszewska, I., Tubbs, R., Walocha, J., Tomaszewski, K. (2017). O nervo laríngeo não recorrente: uma meta-análise e considerações clínicas. PeerJ, 5, e3012. https://doi.org/10.7717/peerj.3012
11. Campos, B., Henriques, P. (2000). Relação entre o nervo laríngeo recorrente e a artéria tiroideia inferior: um estudo em cadáveres. Revista Do Hospital Das Clinicas, 55(6), 195-200. https://doi.org/10.1590/s0041-87812000000600001
12. Quijano Blanco, Y., Luque Bernal, R. (2015). Irrigación de la Glándula Tiroides en una Muestra de Población Colombiana. Revista Internacional de Morfologia [International Journal of Morphology], 33(3), 1032-1037. https://doi.org/10.4067/s0717-95022015000300036
13. Fariña Pérez, L., Delgado, C., Dos Santos, J. (2004). Celulosa oxidada (Surgicel®) simulando um abscesso após nefrectomia parcial laparoscópica. Actas urologicas espanolas, 28(1), 54-56. https://scielo.isciii.es/scielo.php?script=sci_arttext&pid=S0210-48062004000100010

Faça-nos um resumo da história da tiroide e da cirurgia da tiroide

Desde os primórdios da medicina, o corpo humano é um enigma que fascina os cientistas. Entre os órgãos que suscitaram maior curiosidade está a tiroide, uma pequena glândula situada no pescoço.

Os primeiros vestígios do seu estudo remontam à Grécia Antiga, onde Galeno, o famoso médico, a descreveu pela primeira vez nas suas dissecações de animais. No entanto, foi o génio renascentista Leonardo da Vinci que, com o seu olho clínico e habilidade artística, fez os primeiros desenhos detalhados desta glândula no corpo humano, chamando-lhe glândulas laríngeas. Estes desenhos estiveram perdidos durante séculos e foram redescobertos no final do século XIX [th1,2] .

Vesalius, em 1543, publicou a sua obra "De Humani Corporis Fabrica", onde descreve duas glândulas laríngeas sem lhes atribuir a sua verdadeira função. Bartolomeo Eustachio (1510-1574) aperfeiçoou a descrição, no entanto, os seus estudos seriam publicados muito mais tarde por Giovanni Maria Lancisi .[1,2]

Mais tarde, Wharton propôs a palavra "tiroide", derivada da palavra grega para "escudo", devido à sua semelhança com os escudos dos guerreiros gregos. Lalouette descreveu o lobo piramidal da tiroide[1,2] (Foto 1).

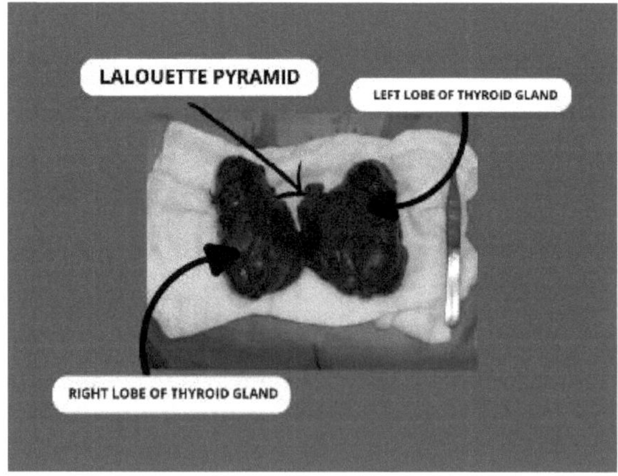

Foto 1. Pirâmide de Lalouette.

A cirurgia da tiroide sofreu uma evolução significativa, desde os seus primórdios, marcados por elevadas taxas de insucesso, até aos actuais procedimentos minimamente invasivos.

Referências históricas a cirurgias da tiroide podem ser encontradas desde o Papiro de Ebbers (1500 a.C.)[3] . Hipócrates, em 500 a.C., sugeriu uma ligação entre a qualidade da água e o desenvolvimento do bócio. Galeno, por volta de 200 a.C., propôs a utilização de substâncias marinhas para tratar os crescimentos da tiroide .[1]

Atribui-se a Albucasis a realização de uma das primeiras cirurgias da tiroide documentadas, em 952 d.C. No entanto, devido às elevadas taxas de mortalidade, particularmente por complicações hemorrágicas, a cirurgia era frequentemente encarada com apreensão; Galeno também forneceu descrições pormenorizadas dos nervos laríngeos recorrentes .[1,4-6]

A primeira descrição escrita de uma tiroidectomia para um tumor é atribuída a Heister em 1743, e Desault realizou a primeira tiroidectomia parcial registada em 1791[1] . Apesar destes avanços, as taxas de mortalidade mantiveram-se elevadas até meados do século XIXth , mesmo sem anestesia geral .[7]

A introdução da antissepsia por Lister em 1867 reduziu significativamente as infecções pós-operatórias, mas as taxas de mortalidade persistiram[8] . Cirurgiões como Kocher e Halsted revolucionaram a cirurgia da tiroide, introduzindo inovações que reduziram drasticamente a mortalidade. A técnica meticulosa de Kocher, incluindo uma incisão horizontal e hemostase precisa, reduziu as taxas de mortalidade para 0,5% em 1889. Foi-lhe atribuído o Prémio Nobel da Medicina em 1909 pelas suas contribuições .[1,9]

Halsted introduziu luvas de látex esterilizadas em 1912 e descreveu o rolo cérvico-dorsal para hiperextensão do pescoço[10] . A importância do nervo laríngeo superior, para além do nervo laríngeo recorrente, foi também reconhecida .[1,10]

"Talvez a intervenção cirúrgica que melhor exemplifique o triunfo supremo da arte do cirurgião seja a remoção da glândula tiroide em casos de bócio", afirmou Halsted em 1920[11] .

O tubérculo de Zuckerkandl (Foto 2), uma estrutura descrita por Zuckerkandl em 1902, está situado entre a artéria tiroideia inferior e o nervo laríngeo recorrente, o que faz dele um ponto de referência anatómico crucial[1,12] .

Este nervo é por vezes chamado "nervo Galli-Curci" devido a uma lesão sofrida pela cantora de ópera Amelita Galli-Curci durante uma tiroidectomia em 1935 .[13]

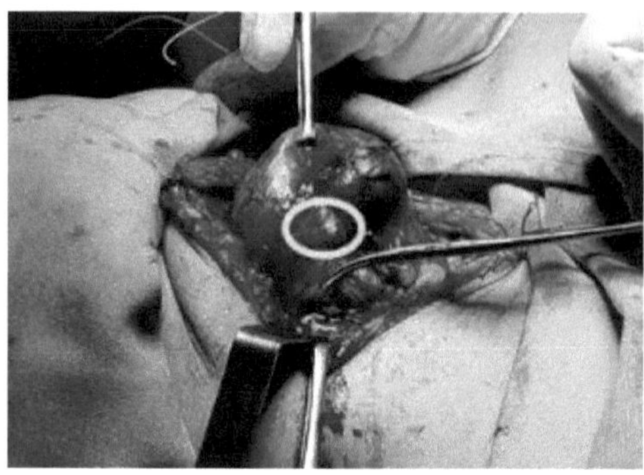

Foto 2. Tubérculo de Zuckerkandl.

O avanço das técnicas cirúrgicas levou ao desenvolvimento de abordagens endoscópicas e transorais para a cirurgia da tiroide.

Witzel descreveu pela primeira vez uma abordagem transoral sublingual em cadáveres de animais. Em 2012, Nakajo[14,15] introduziu a técnica TOVANS, que utilizava retração mecânica em vez de gás para uma abordagem pré-mandibular. Em 2015, Angkoon Anuwong publicou a sua primeira série de 60 casos humanos utilizando a sua nova abordagem vestibular de tiroidectomia endoscópica transoral (TOETVA)[14,15] .

Desde a década de 1990, a técnica de Miccoli tem como objetivo reduzir as incisões cervicais através da tiroidectomia videoassistida minimamente invasiva .[16]

A incidência do cancro da tiroide, sobretudo em doentes jovens, tem aumentado. Este facto pode ser atribuído ao aumento do rastreio, que leva à descoberta de mais nódulos. As implicações estéticas de uma incisão cervical levaram ao desenvolvimento de técnicas minimamente invasivas.

Na década de 2000, foram introduzidas abordagens endoscópicas transorais vestibulares, axilares e periareolares[17] . Embora estas técnicas ofereçam vantagens estéticas, podem ser um desafio para tumores de maiores dimensões e podem dificultar a obtenção de amostras intactas para exame patológico. Além disso, a exploração dos gânglios linfáticos pode ser mais complexa com estas abordagens não tradicionais.

O advento da cirurgia robótica, especificamente com o robô Da Vinci desde 2009, inaugurou uma nova era para as tiroidectomias[17,18] . Esta tecnologia permite a colocação de quatro portas de acesso no mediastino anterior e na axila.

Sem dúvida, o maior medo dos cirurgiões é lesionar o nervo laríngeo recorrente. Embora os neuromonitores possam auxiliar na sua localização[19] , acredito que a experiência do cirurgião e as técnicas meticulosas de dissecção ainda são fundamentais. Embora os neuromonitores possam auxiliar na localização do nervo, manobras cuidadosas são essenciais para evitar lesões ao longo do seu trajeto. Na minha opinião, os neuromonitores são mais úteis em cirurgias endoscópicas ou para cirurgiões em formação .[20,21]

Em conclusão, a glândula tiroide é um órgão fascinante que tem sido estudado durante séculos. A sua história reflecte a evolução da medicina e é um testemunho do engenho e da perseverança dos cientistas. Graças aos avanços neste campo, podemos agora diagnosticar e tratar eficazmente os distúrbios da tiroide, melhorando a qualidade de vida de milhões de pessoas em todo o mundo.

Bibliografia

1. Fenández, M. (2015). Patología y Cirugía de las Glándulas Tiroides y Paratiroides. Cyan Proyectos Editoriales, S.A. ISBN 978-84-8198-935-9. De la Sociedad Española de Otorrinolaringología y Patología Cérvico-Facial, P. O. (s/f). Tiroides y paratiroides. Seorl.net. Recuperado a 22 de setembro de 2024, de https://seorl.net/PDF/ponencias%20oficiales/2015%20Patolog%C3%ADa%20y%20cirug%C3%ADa%20de%20las%20glandulas%20tiroides%20y%20paratiroides.pdf
2. Francisco Pizarro, I. (2013). Tiroides y bocio: evolución histórica y sus grandes personajes... desault, Kocher. Revista médica Clínica Las Condes, 24(5), 882-885. https://doi.org/10.1016/s0716-8640(13)70239-6
3. Álvarez Vázquez, J. (2008). Página de la Historia. Rev Hum Med (Ciudad de Gamaguey), 8(1), 0-0. http://scielo.sld.cu/scielo.php?script=sci_arttext&pid=S1727-81202008000100009
4. Vargas-Uricoechea, H., Pinzón-Fernández, M., Bastidas-Sánchez, B., (2018). História do bócio endêmico, de Sheng-Nung aos programas de yodação universal de sal na América Latina. Org.co. 167-177. Recuperado el 23 de septiembre de 2024, de http://www.scielo.org.co/pdf/cesm/v32n2/0120-8705-cesm-32-02-167.pdf doi.org/10.21615/ cesmedicina.32.2.10
5. Herrera Carranza, M., (2022). Abulcasis, o médico andaluz que integrou a cirurgia na medicina no século Xth . Cirugía Andaluza, 33(1),72-81. Asacirujanos.com. Recuperado el 23 de septiembre de 2024, de https://www.asacirujanos.com/documents/revista/pdf/2022/Cir_Andal_vol33_n1_19.pdf
6. Duque Parra, J., Barco Ríos, J., Duque Quintero, V. (2014). Visión Histórica de la Estructura y Función del Nervio: La Visión Pre-Galénica y Galénica. Revista Internacional de Morfologia [International Journal of Morphology], 32(3), 987-990. https://doi.org/10.4067/s0717-95022014000300039
7. Moreno Llorente, P., A Gonzales Laguado, E., Alberich Prats, M., Francos Martínez, J., García Barrasa, A. (2020). Abordagens cirúrgicas para a tireoide. Cirugía Española (English Edition), 99(4), 267-275. https://doi.org/10.1016/j.ciresp.2020.08.006
8. Laval, E., (2003). El método antiséptico de Lister y su introducción en Chile. Rev Chil Infect Edición, 20,118-120 Scielo.cl. Recuperado el 23 de septiembre de 2024, de https://www.scielo.cl/scielo.php?script=sci_arttext&pid=S0716-10182003020200044&lng=en&nrm=iso&tlng=en doi.org/10.4067/S0716-10182003020200044

9. Chullmir, R., (2020). A natureza científica da cirurgia. História e Filosofia. Rev Argent Cirug, 112(4):459-468 http://dx.doi.org/10.25132/raac.v112.n4.1473.ei
10. Barrios, Lugo G. R., (2022) William Halsted: su vida, su obra y su legado. a cien años de su muerte. Revista Venezolana de Oncología, 34 (3),141-151 Redalyc.org. Recuperado el 23 de septiembre de 2024, de https://www.redalyc.org/journal/3756/375670683005/html/
11. A história operatória do bócio. A operação do autor. (1920). Journal of the American Medical Association, 74(10), 693. https://doi.org/10.1001/jama.1920.02620100053037
12. Gil-Carcedo Sañudo, E., Menéndez Argüelles, M. E., Vallejo Valdezate, L. Á., Herrero Calvo, D., & Gil-Carcedo García, L. M. (2012). Tubérculo de Zuckerkandl. Situación, forma y dimensiones. Ata otorrinolaringologica espanola, 63(6), 443-449. https://doi.org/10.1016/j.otorri.2012.05.003
13. Medina-Ruíz, B., Medina-Izcurdia, J., Medina-Izcurdia, B., Martínez-Vera, R., Martínez-Vera, P., Izcurdia, C., Ottone, N. (2020). Anatomia Topográfica do Nervo Laríngeo Superior: Importancia Quirúrgica en las Tiroidectomías. Revista Internacional de Morfologia [International Journal of Morphology], 38(3), 766-773. https://doi.org/10.4067/s0717-95022020000300766
14. Anuwong, A. (2016). Abordagem vestibular da tireoidectomia endoscópica transoral: Uma série dos primeiros 60 casos humanos. World Journal of Surgery, 40(3), 491-497. https://doi.org/10.1007/s00268-015-3320-1
15. Cuello, N., Sergio, C. Gentile, S., Ranvier, G. (2019). Visão da primeira abordagem vestibular da tireoidectomia endoscópica transoral na Argentina. Rev Argent Cirug 111(4):284-288 https://dx.doi.org/10.25132/raac.v111.n4.1412es (s/f). Org.Ar. Recuperado el 23 de septiembre de 2024, de https://revista.aac.org.ar/index.php/RevArgentCirug/article/view/103/196
16. Fernández Fernández, M., Parente Arias, P., Herranz González-Botas, J., Martínez Vidal, J. (2006). Tiroidectomía endoscópica: estudio preliminar. Ata otorrinolaringologica española, 57(6), 291-293. https://doi.org/10.1016/s0001-6519(06)78712-x
17. Cadena, E., Torres, A. (2016). Tiroidectomia axilar endoscópica video asistida 3D. Revista Colombiana de Cancerologia, 20(4), 190-197. https://doi.org/10.1016/j.rccan.2016.09.003
18. Granell, J. (2021). Atualização em cirugia tiroidea e paratiroidea de acesso remoto. *Revista ORL*, *13*(2), e27167. https://doi.org/10.14201/orl.27167
19. Alon, E., Hinni, M. (2009). Monitorização electromiográfica transcricotiroideia do nervo laríngeo recorrente. *The Laryngoscope*, *119*(10), 1918-1921. https://doi.org/10.1002/lary.20228
20. Jiménez-Segovia, M., Álvarez-Segurado, C., Bonnín-Pascual, J., Bianchi A., González-Argente X. (2020). Resultados da recidiva laríngea prejudicial na cirurgia da tireoide com o uso do neuroestimulador. Cir Cir. 88(6):703-707 Cirugiaycirujanos.com. Recuperado el 23 de septiembre de 2024, de

https://www.cirugiaycirujanos.com/frame_esp.php?id=380 DOI: 10.24875/CIRU.19001531

21. Dueñas, J., Duque, C. (2012). Monitorización intraoperatoria de los nervios laríngeos superior e inferior en cirugía de tiroides y paratiroides. Revista Colombiana de Cirugía, *27*(4), 298-305. http://www.scielo.org.co/scielo.php?script=sci_arttext&pid=S2011-75822012000400009

Que procedimentos recomenda para uma tiroidectomia?

Como já referi anteriormente, em doentes com patologia potencialmente maligna ou tumores com mais de 1 cm, sou a favor da tiroidectomia total. Reservamos as abordagens transorais para lesões benignas e pequenas.

Dependendo do tamanho da lesão, do estadiamento pré-operatório ou das comorbilidades, iniciamos a incisão com uma mini-cervicotomia (5 centímetros) e alargamo-la se necessário.

A duração prevista de uma tiroidectomia sem dissecção de gânglios linfáticos é de aproximadamente uma hora, desde a entrada do doente no bloco operatório até ao encerramento da incisão cutânea.

<u>O nosso procedimento:</u>

- Lista de controlo (lista de controlo pré-cirúrgico à entrada no bloco operatório).
- Paciente em decúbito dorsal (Foto 1).
- Colocação de cateter intravenoso periférico no antebraço. Ambos os braços posicionados paralelamente ao corpo, com as palmas das mãos viradas para baixo. A anestesia geral será administrada por intubação oral com um tubo endotraqueal em espiral dirigido para a testa (Foto 2).
- Profilaxia antibiótica pré-cirúrgica de acordo com o protocolo institucional. Hiperextensão do pescoço: colocação de um rolo por baixo das costas do doente (Foto 3).
- Fixação da cabeça: fixação da cabeça com dispositivos de fixação para evitar movimentos.
- A mesa de enfermagem de instrumentos deve ser posicionada de modo a permitir uma visão clara do campo cirúrgico. Normalmente, isto significa colocá-la ao lado do cirurgião ou na cabeça do doente. O enfermeiro responsável pelos instrumentos deve evitar estar de costas para o procedimento e virado para a sua mesa. A mesa pode ser disposta de forma perpendicular ou paralela ao doente, desde que o enfermeiro instrumentista mantenha uma linha de visão clara da cirurgia.
- Antissepsia e campos: após a antissepsia, são colocados dois campos: um dos pés até ao esterno e outro enrolado à volta da cabeça e preso ao tórax na linha médio-clavicular bilateralmente (Fotos 4 e 5).
- Pequeno campo opcional: pode ser colocado um pequeno campo no peito para electrocauterização, aspiração, etc.

- Instalar o lápis electrocirúrgico numa bolsa no peito do paciente, bem como a cânula de aspiração (não indispensável).
- Fixação por sutura: fixação dos campos com suturas no queixo, no esterno e lateralmente atrás da veia jugular externa (Foto 6).
- Anestesia local: infiltração do tecido subcutâneo ao longo da incisão de Kocher planeada (Foto 7).
- Incisão cervical: é feita uma pequena incisão, que pode ser alargada se necessário. A incisão é efectuada com um bisturi.
- É efectuada uma incisão cirúrgica através do tecido subcutâneo e da aponeurose cervical anterior. Para este passo é utilizado um aparelho electrocirúrgico (Foto 8).
- Dissecção das veias jugulares anteriores: estas veias são ligadas com material absorvível para reduzir o risco de granulomas palpáveis no pós-operatório (Foto 9).
- Abertura do platisma: o músculo platisma é objeto de uma incisão.
- Dissecção subaponeurótica: dissecção dos retalhos superior e inferior com electrocautério. O retalho superior se estende até o osso hioide e o inferior até a incisura esternoclavicular (Foto 10).
- Fixação do retalho: os retalhos são fixados com suturas à aponeurose, ao mento e ao campo esternal inferior para uma exposição estática cefalo-caudal.
- Abertura dos músculos pré-tiroideus na linha média. Dissecção da cápsula da tiroide (Foto 11).
- Mobilização do lobo da tiroide: o lobo da tiroide é mobilizado contralateralmente. A veia média da tiroide pode ocasionalmente ser visualizada e deve ser ligada (Foto 12).
- Dissecção para visualizar o nervo laríngeo recorrente: apenas vasos ocasionais, como a veia média da tiroide, são ligados, preservando cuidadosamente o nervo laríngeo recorrente em todo o seu trajeto (Foto 13).
- Visualização e dissecção do nervo: o nervo é dissecado até à sua entrada na membrana cricotiroideia. A neuromonitorização de rotina do nervo laríngeo recorrente não é considerada necessária (Fotos 13, 14, 15 e 16).
- Ligadura do pólo inferior: preservação das glândulas paratiróides.
- Desbaste do pólo superior: dupla ligadura proximal e ligadura simples distal, preservando as glândulas paratiróides. Se possível, ligadura dos ramos da artéria tiroideia superior separadamente (Foto 17).
- Elevação do lobo da tiroide: o lobo da tiroide está elevado em direção à linha média e separado da superfície da traqueia. Este é frequentemente avascular e facilmente separável. Nos casos malignos, pode estar firmemente aderente à traqueia anterior, exigindo raspagem com electrocautério ou ressecção traqueal.
- Identificação do istmo e do lobo piramidal: a extensão do ducto tiroglossal é seguida, uma vez que pode estender-se até ao osso hioide.
- Envio da amostra: a amostra é enviada para secção congelada. Dependendo dos resultados ou do diagnóstico pré-operatório, o lado contralateral é tratado.

- Abordagem cirúrgica: o procedimento geralmente começa do lado direito, mas para bócios grandes ou extensões retroesofágicas, o cirurgião pode trocar de lado para melhor visualização da dissecção do nervo laríngeo recorrente (Foto 18).
- Avaliação dos gânglios linfáticos: nos casos malignos, as cadeias de gânglios linfáticos jugulo-carotídeos são examinadas visual e digitalmente para determinar a necessidade de excisão dos gânglios linfáticos para biópsia ou desobstrução definitiva.
- Drenagem: não é efectuada qualquer drenagem na hemitiroidectomia.
- Drenagem para tiroidectomia total: é colocado um dreno de látex para a tiroidectomia total.
- Material hemostático: O Surgicel® ou material semelhante é utilizado em casos altamente vasculares ou em doentes com antecedentes de tosse, bronquite crónica ou hipertensão.
- Fecho: as camadas musculares são fechadas com suturas absorvíveis e a pele é fechada com uma sutura intradérmica (Fotos 19 e 20).
- Penso oclusivo: é aplicado um penso oclusivo sobre a incisão.
- Extubação: o doente é extubado depois de se ter assegurado uma boa oxigenação e uma boa via aérea.
- Cuidados pós-operatórios: analgésicos, proteção gástrica, cálcio (de rotina nas tiroidectomias totais), dieta líquida às 6 horas e dieta mole às 8 horas.
- Remoção do dreno: o dreno é removido no dia seguinte.
- Alta: analgésicos, proteção gástrica, levotiroxina se indicado (não administrada em doentes oncológicos para permitir a elevação da TSH para potencial terapia com I-131) e uma dose basal de cálcio oral.
- Acompanhamento: acompanhamento aos 7 dias.
- Remoção de suturas: remoção de suturas intradérmicas.
- Patologia final: revisão da patologia final.
- Terapia ablativa: com base na patologia final e no estadiamento, pode ser indicada a terapia ablativa com I-131.
- Realizamos rotineiramente a laringoscopia flexível pré-operatória antes de cirurgias primárias para avaliar o potencial comprometimento do nervo laríngeo recorrente com base na apresentação clínica do paciente. Nas reoperações, é um procedimento obrigatório.
- Se a disfonia estiver presente, deve ser efectuada uma laringoscopia flexível para avaliar o movimento das cordas vocais após um mínimo de uma semana.

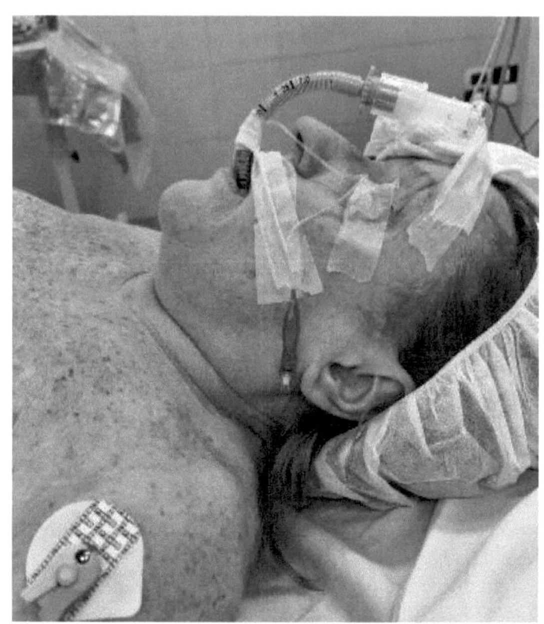

Foto 1. Tubo endotraqueal com cabeça para baixo.

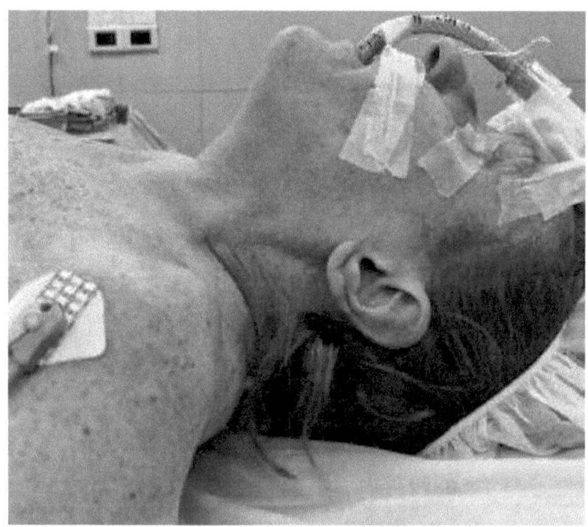

Foto 2: Posicionamento do doente.

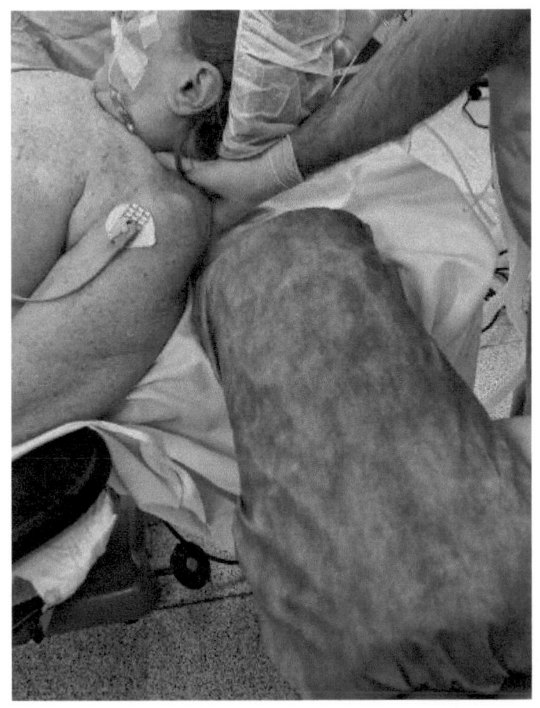

Foto 3. Posição hiperextendida do pescoço.

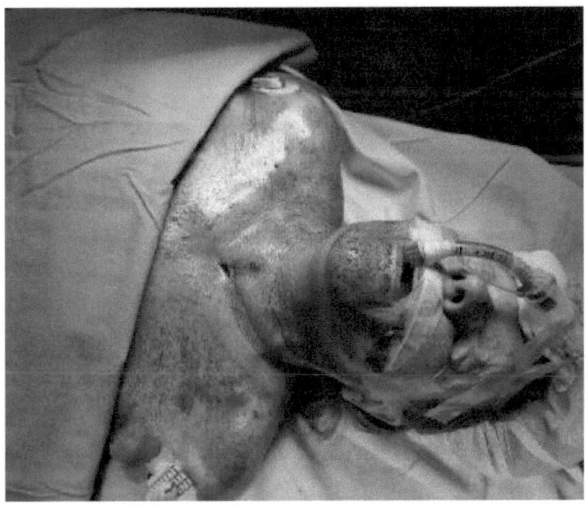

Foto 4: Antissepsia com iodopovidona.

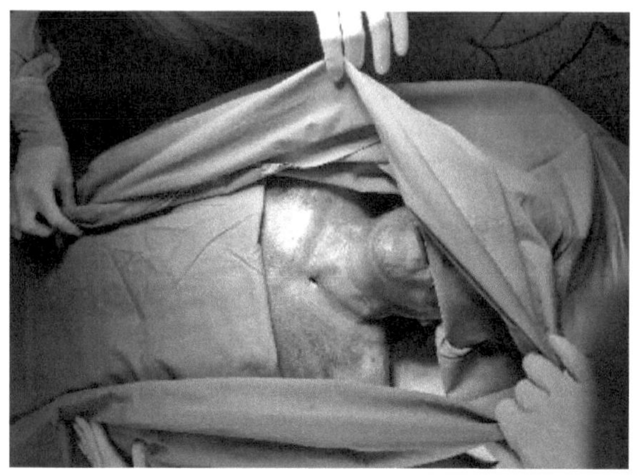

Foto 5. Pano cirúrgico.

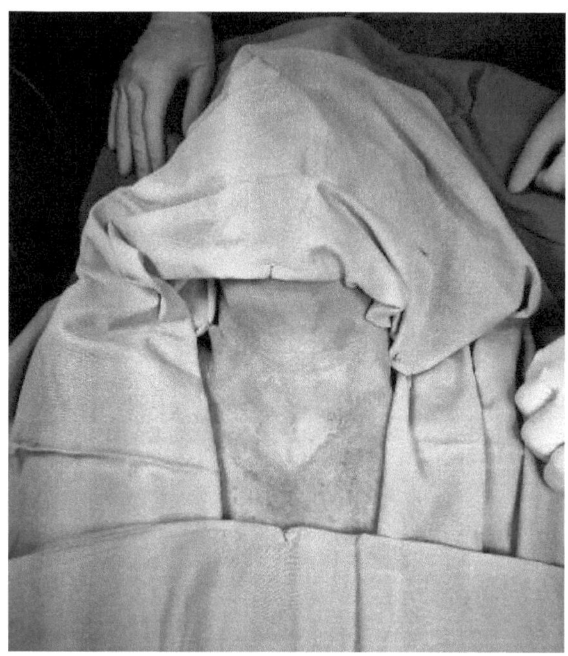

Foto 6. Fixação do drapeado com suturas.

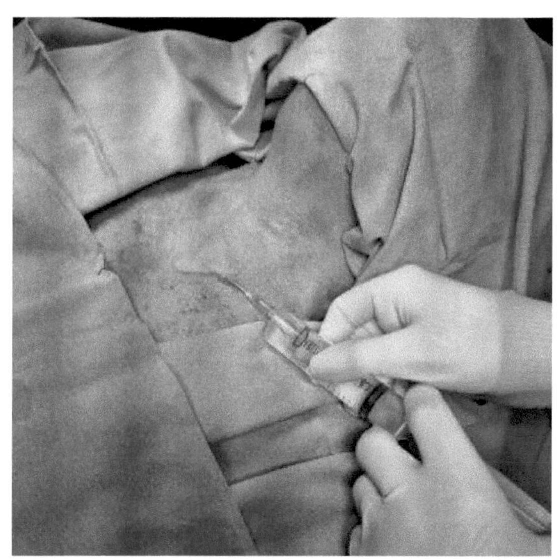

Foto 7. Infiltração de anestésico local.

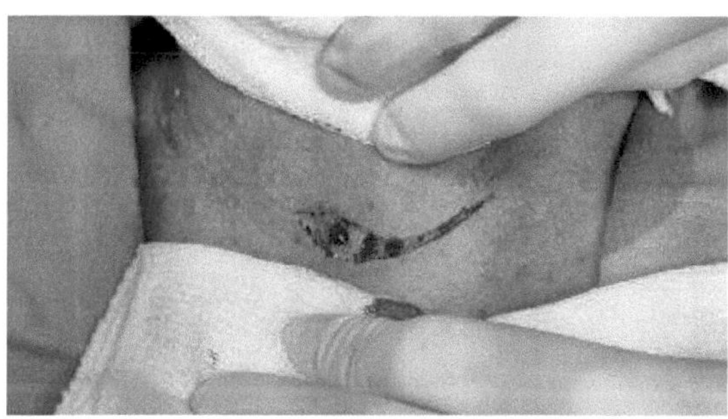

Foto 8. Incisão cervical.

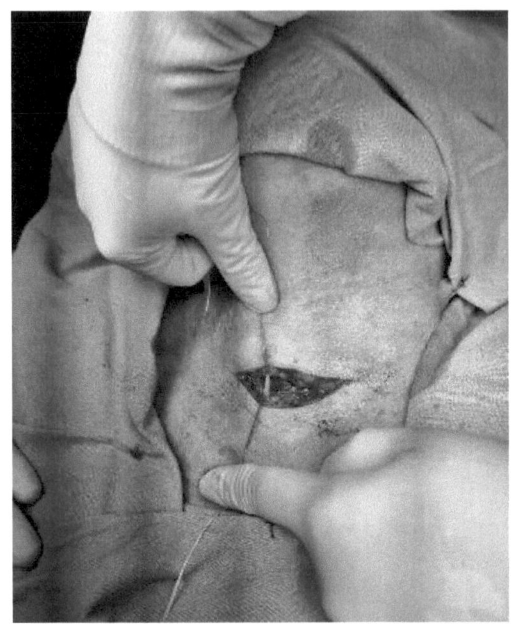

Foto 9. Ligadura da veia jugular anterior.

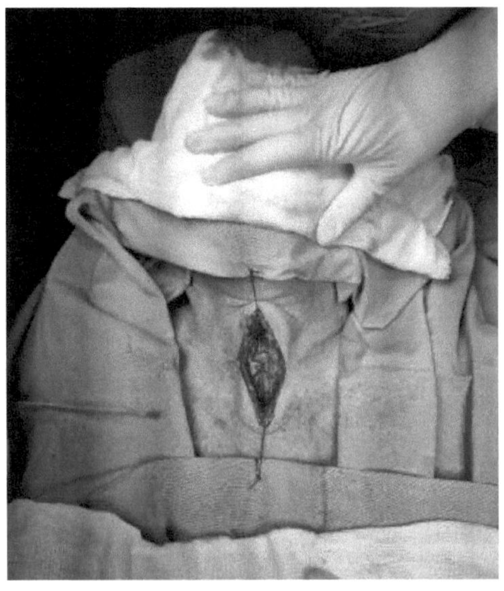

Foto 10. Fixação dos retalhos superior e inferior com suturas.

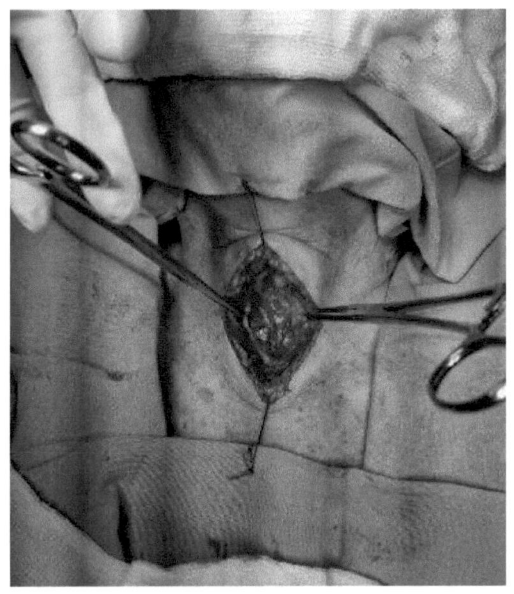

Foto 11. Incisão através da linha média dos músculos pré-tiroideus.

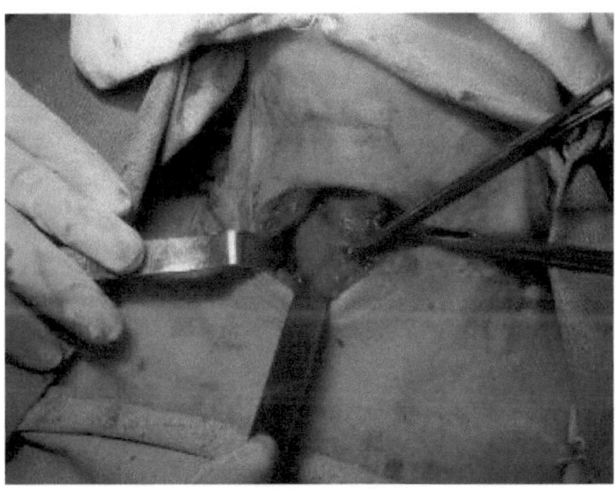

Foto 12. Mobilização do lóbulo da tiroide.

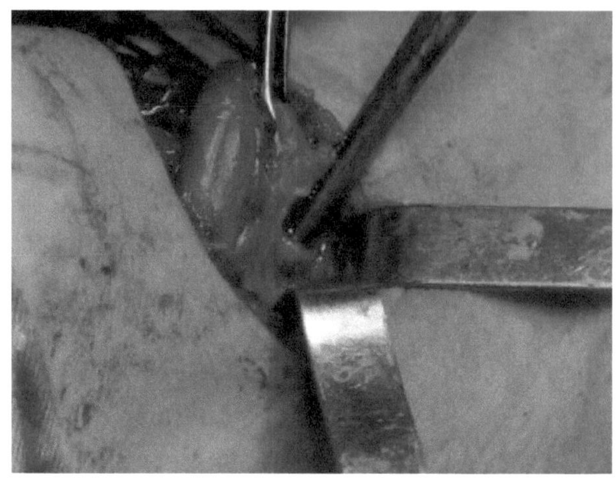

Foto 13. Exposição e dissecção da artéria tiroideia inferior e do nervo recorrente.

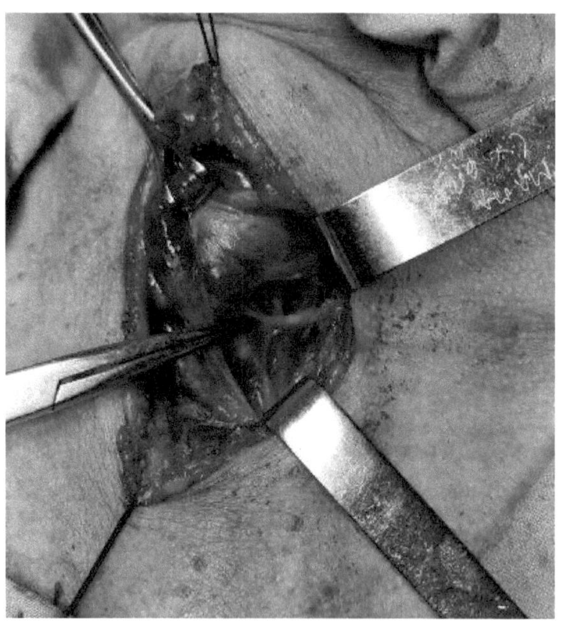

Foto 14. Artéria tireóidea inferior.

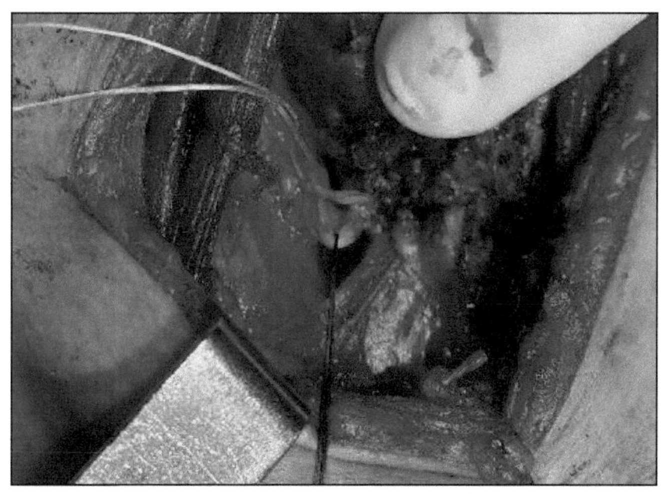

Foto 15. Artéria tireóidea inferior.

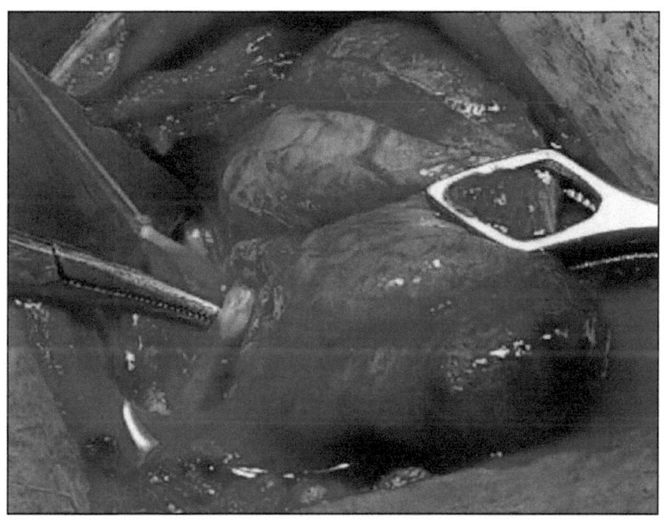

Foto 16. Nervo Recorrente.

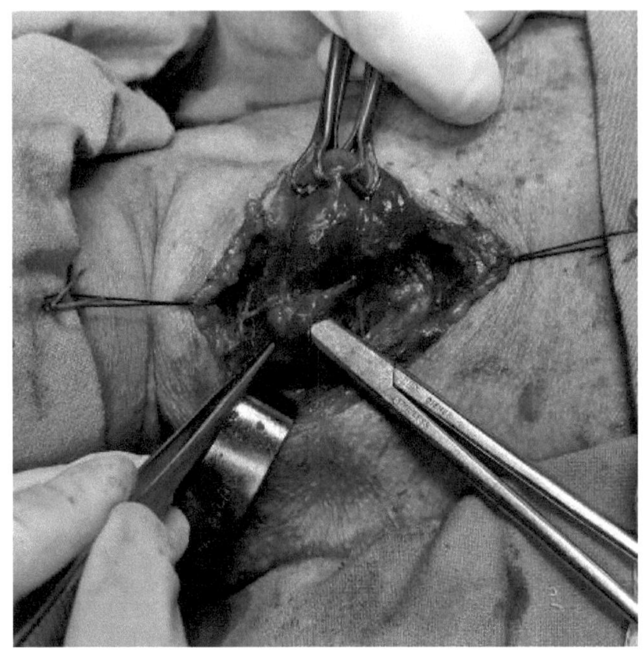

Foto 17. Glândula paratireoide superior.

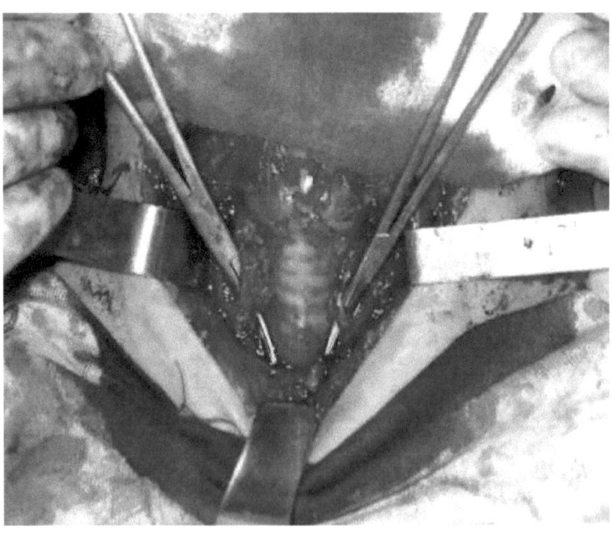

Foto 18. Tireoidectomia total com visualização do nervo laríngeo recorrente bilateral.

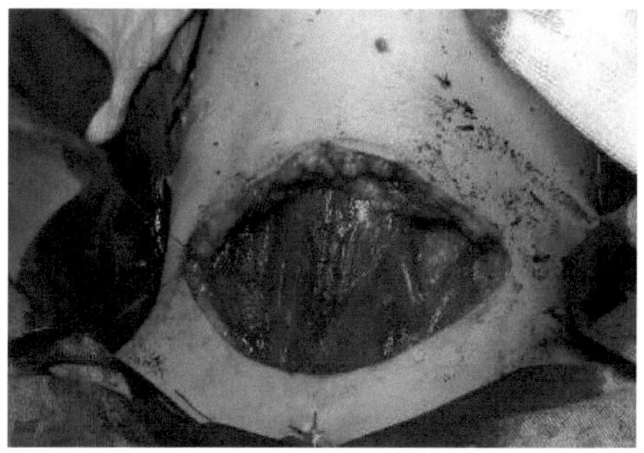

Foto 19. Fechamento dos músculos pré-tireoidianos.

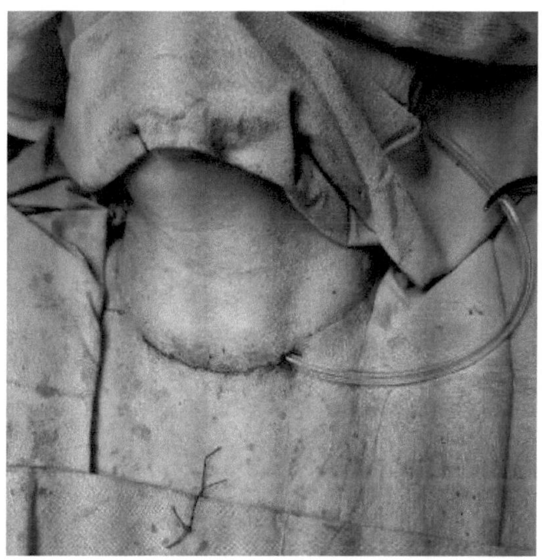

Foto 20. Encerramento com sutura subcuticular e saída de dreno pela extremidade da incisão.

Realiza punções em todos os nódulos da tiroide? Que outros exames de diagnóstico são pedidos?

Normalmente, recolhemos uma história clínica detalhada dos doentes, incluindo a história familiar e as comorbilidades. Os testes da função tiroideia e os painéis de anticorpos são pedidos por rotina.

A ecografia é o exame imagiológico mais comum, avaliando tanto a glândula tiroide como os gânglios linfáticos cervicais. A ecografia fornece informações sobre o número de nódulos, a sua estrutura, tamanho e aspeto (sólido, quístico, misto, etc.). Também pode detetar bordos irregulares, infiltrações, crescimentos papilares intranodulares e micro e macrocalcificações. As caraterísticas ultra-sonográficas sugestivas de malignidade incluem[1] (Figura 1):

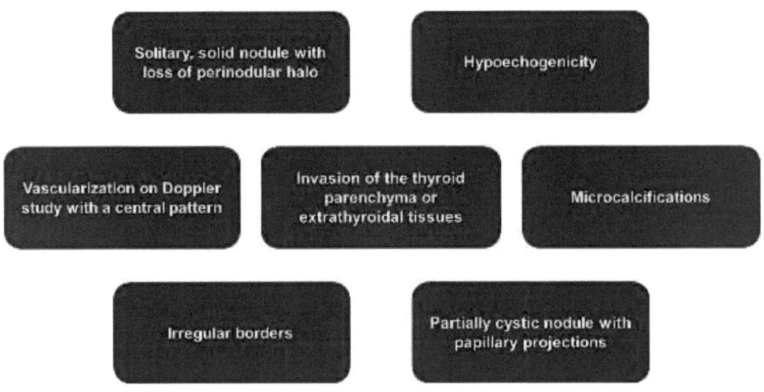

Figura 1. Caraterísticas do ultrassom. Adaptado e modificado de Misa Meliá C., et al. .[1]

O Thyroid Imaging Reporting and Data System (TI-RADS)[2,3] , proposto por Horvath et al. em 2009[3] , é um sistema normalizado para categorizar os nódulos da tiroide com base em caraterísticas de ultra-sons . [4]

- TI-RADS 1: Tiroide normal sem lesões focais
- TI-RADS 2: Aspeto benigno (0% de risco de malignidade)
- TI-RADS 3: Provavelmente benigno (menos de 5% de risco de malignidade)

- TI-RADS 4:
    - 4a: Indeterminado (5-10% de malignidade). Um ponto
    - 4b: Suspeita (10-50% de malignidade). Dois pontos
    - 4c: Altamente suspeito (50-85% de malignidade). Três a quatro pontos
- TI-RADS 5: Provavelmente maligno (mais de 85% de malignidade). Cinco pontos
- TI-RADS 6: Malignidade diagnosticada

A ecografia com Doppler permite a avaliação da vascularização nodular, sendo a vascularização central altamente sugestiva de malignidade.

O fornecimento central de sangue encontra-se em 75% dos tumores cancerosos. Quando examinados por ultra-sons, 30 a 50% dos nódulos malignos apresentam um padrão irregular e aproximadamente 50% apresentam uma combinação de áreas sólidas e cheias de líquido .[5]

A tomografia computorizada (TC) é útil para avaliar grandes bócios com extensão intratorácica ou crescimento retroesofágico, bem como para estadiamento devido à evidência de extensão extratiroideia ou envolvimento nodal. Além disso, a TC pode avaliar o deslocamento laringotraqueal, o que é importante para o planeamento da intubação orotraqueal durante a cirurgia .[5]

Cintilografia com iodo radioativo. Alguns autores referem a importância da captação da tiroide e recomendam a cintigrafia com radioiodo para nódulos com mais de um centímetro[6] . Na nossa prática, este não é um estudo de rotina e só é utilizado em casos especiais, como nódulos hiperfuncionantes ou associados à doença de Graves.

As punções são procedimentos muito comuns que realizamos no consultório. Quando um nódulo é palpável, realizamos uma punção no consultório, e quando não é palpável ou necessitamos de uma melhor localização, realizamo-la sob orientação ecográfica. Sim, realizamos rotineiramente punções em nódulos sólidos ou únicos, mas não quando há múltiplos nódulos, pois não conseguiremos fazer biópsia de todos eles. Solicitamos sempre uma ecografia da tiroide com Doppler e, consoante as caraterísticas, define-se se se deve ou não puncionar um nódulo. São especialmente considerados a hipoecogenicidade, microcalcificações, bordos irregulares, invasão do parênquima, vascularização central e a classificação TI-RADS[4,5] .

As amostras citológicas são classificadas de acordo com o Sistema Bethesda[7] , que categoriza as amostras citológicas com base no seu risco de malignidade[5,8] . (Quadro 1).

Bethesda System		
Category	**Description**	**Risk of malignancy**
I	Non-diagnostic or unsatisfactory	5-10%
II	Benign	0-3%
III	Follicular lesion of undetermined significance	5-15%
IV	Suspicious for neoplasia	15-30%
V	Suspicious for malignancy	60-75%
VI	Malignant	97-99%

Tabela 1. Categorias do Sistema Bethesda. Adaptado e modificado de Fernández, M.,[5] Pinto-Blázquez, J., et al,[7] , Mac Dermott, M., et al. .[8]

A ecografia é a modalidade de imagem inicial utilizada para avaliar a linfadenopatia cervical, tanto antes como depois da cirurgia, como um potencial sinal de recorrência. Embora a ecografia seja altamente sensível na deteção de metástases linfonodais nos níveis III e IV, a sua sensibilidade diminui significativamente nos níveis II, V e VI[6,9,10] (Figura 2).

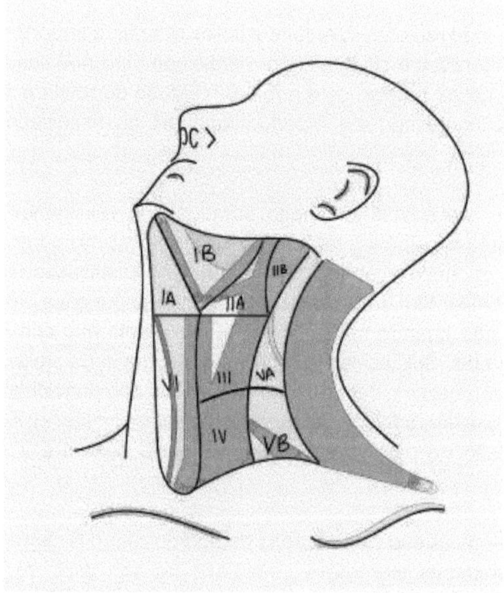

Figura 2. Níveis linfonodais cervicais. Adaptado e modificado de Cadena E., et al. .[10]

A citologia aspirativa por agulha fina é a modalidade de diagnóstico inicial utilizada. Para aumentar a precisão do diagnóstico, complementamos esta técnica com a medição da tiroglobulina no aspirado, uma técnica validada por estudos anteriores .[10]

Vários estudos demonstraram que o envolvimento dos gânglios linfáticos está associado a piores resultados em termos de sobrevivência[11] .

O significado prognóstico do cancro da tiroide é influenciado por múltiplos factores, incluindo a localização, o tamanho e o número de metástases linfonodais e a presença de invasão extracapsular ,[812] . Embora o envolvimento dos gânglios linfáticos laterais tenha sido historicamente associado a piores resultados, as provas que apoiam esta associação são variáveis. As metástases maiores, particularmente as que excedem 3 cm e são clinicamente aparentes, estão associadas a um risco acrescido de recorrência. As implicações clínicas das micrometástases continuam a ser objeto de debate. A invasão extracapsular é um fator de prognóstico independente e está associada a um maior risco de recorrência da doença .[8,13]

As diretrizes de consenso da Argentina, do Brasil e da American Thyroid Association (ATA)[14] (2015) categorizam os doentes com cancro diferenciado da tiroide de acordo com a extensão das metástases nos gânglios linfáticos (Tabela 2). Os doentes com envolvimento de mais de três gânglios linfáticos são classificados como de alto risco de recorrência e são geridos com intervenções terapêuticas mais intensivas[14,15] .

Risk for recurrence in differentiated thyroid cancer			
Very low	Low	Intermediate	High
Unifocal tumor ≤1cm (T1a)	Multifocal tumor ≤1cm(T1a) Intrathyroidal tumor (1 to 4cm) (T1b-T2)	Tumor >4cm (T3 >4cm)	Tumor with extensive extrathyroidal invasion (T4), incomplete tumor resection
No capsular invasion	Absence of extrathyroidal extensión or minimal extension (tumor <4cm) (T3 <4cm)		
No aggressive histology, classic papillaty or folicular pattern	No aggressive histology, classic papillaty or follicular pattern	Aggresive histology, tall cell, columnar, diffuse sclerosing and Hürthle cell carcinoma	
Minimally invasive folicular carcinoma ≤1cm	Minimally invasive follicular carcinoma >1cm intrathyroidal		Extensive invasive follicular carcinoma
No vascular invasion	No vascular invasion	Vascular invasion	
No clinical or pathological nodal involvement	Clinical or micrometastasis <0,2cm or pN1 <5 nodes (+) <1cm	Clinical nodes or pN1 >5cm with metastasis (0,2-1cm) or a lymph node with metastatic disease >1cm	pN1 >3 lymph nodes with invasion beyond the capsule
No suspicion of clinical metastasis	No suspicion of clinical metastasis	No suspicion of clinical metastasis	Clinical metastasis

Tabela 2. Risco de recorrência em doentes com carcinoma diferenciado da tiroide. Adaptado e modificado de Inter Society Consensus for the Management of Patients with Differentiated Thyroid Cancer. Pitoia F., et al. . [16]

Regra geral, nos doentes com punção positiva para carcinoma, não efectuamos punção dos gânglios linfáticos; estes são estudados por congelação intra-operatória. Nos doentes já operados a carcinoma da tiroide que se estreiam com gânglios linfáticos cervicais, realizamos uma aspiração por agulha fina para estudo anatomopatológico.

Bibliografia

1. Misa Meliá C., Perna, R. (s/f). Bocio y Nódulo Tiroideo. Clin Quir Fac Med UdelaR. Edu.uy. Recuperado el 24 de septiembre de 2024, de https://www.quirurgicab.hc.edu.uy/images/Bocios_y_n%C3%B3dulo_tiroideo_CQFM.pdf
2. Horvath, E., Majlis, S., Rossi, R., Franco, C., Niedmann, J., Castro, A., Dominguez M. (2009). An Ultrasonogram Reporting System for Thyroid Nodules Stratifying Cancer Risk for Clinical Management *The Journal of Clinical Endocrinology & Metabolism*, Volume 94, Número 5, 1 de maio de 2009, Páginas 1748-1751, https://doi.org/10.1210/jc.2008-1724
3. Tessler, F., Middleton, W., Grant, E., Hoang, J., Berland, L., Teefey, S., Cronan, J., Beland, M., Desser, T., Frates, M., Hammers, L., Hamper, U., Langer, J., Reading, C., Scoutt, L., Stavros, A. (2017). ACR Thyroid Imaging, reporting and Data System (TI-RADS): Livro branco do comité ACR TI-RADS. Jornal do Colégio Americano de Radiologia: JACR, 14(5), 587-595. https://doi.org/10.1016/j.jacr.2017.01.046
4. Fernández Sánchez, J. (2014). Clasificación TI-RADS de los nódulos tiroideos en base a una escala de puntuación modificada con respecto a los criterios ecográficos de malignidad. Revista Argentina de Radiología / Argentinian Journal of Radiology, 78(3), 138-148. https://doi.org/10.1016/j.rard.2014.07.015
5. Fenández, M. (2015). Patología y Cirugía de las Glándulas Tiroides y Paratiroides. Cyan Proyectos Editoriales, S.A. p 131. ISBN 978-84-8198-935-9. De la Sociedad Española de Otorrinolaringología y Patología Cérvico-Facial, P. O. (s/f). Tiroides y paratiroides. Seorl.net. Recuperado a 22 de setembro de 2024, de https://seorl.net/PDF/ponencias%20oficiales/2015%20Patolog%C3%ADa%20y%20cirug%C3%ADa%20de%20las%20glandulas%20tiroides%20y%20paratiroides.pdf
6. Paschke, R., Hegedüs, L., Alexander, E., Valcavi, R., Papini, E., Gharib, H. (2011). Diretrizes sobre nódulos da tiroide: acordo, desacordo e necessidade de investigação futura. Nature Reviews. Endocrinology, 7(6), 354-361. https://doi.org/10.1038/nrendo.2011.1
7. Pinto-Blázquez, J., Ursúa-Sarmiento, I. (2019). Anatomía Patológica de la patología de tiroides y paratiroides. Sistema Bethesda del diagnóstico citológico de la patología de tiroides. Revista ORL, 11(3), 259-264. https://doi.org/10.14201/orl.21596
8. Mac Dermott, M., Gauna, A., de Yampey, J. (2017). Impacto del compromiso ganglionar en el pronóstico y la evolución del carcinoma papilar de tiroides. Revista Argentina de Endocrinologia y Metabolismo, 54(2), 51-63. https://doi.org/10.1016/j.raem.2016.11.006

9. Moreno, M., Edeiken-Monroe, B., Siegel, E., Sherman, S., Clayman, G. (2012). No câncer de tireoide papilar, o ultrassom pré-operatório do pescoço central detecta apenas doença cirúrgica macroscópica, mas os achados negativos predizem excelente controle regional e sobrevivência a longo prazo. Thyroid: Official Journal of the American Thyroid Association, 22(4), 347-355. https://doi.org/10.1089/thy.2011.0121
10. Cadena, E., Sanabria, Á. 2011. Disección ganglionar de cuello: conceptos actuales. Revista Colombiana de Cancerología. 15, 3 (set. 2011), 145-154
11. Pritsch, C., Finozzi, R., Neira, N. (2022). Rol de la dosificación de tiroglobulina en el líquido de lavado de la punción por aguja fina para el diagnóstico de metástasis ganglionares en el seguimiento de cáncer de tiroides en el Hospital de Clínicas de Montevideo, Uruguay. La Revista Medica del Uruguay, 38(3). https://doi.org/10.29193/rmu.38.3.1
12. Jeon, M., Yoon, J., Han, J., Yim, J., Hong, S., Song, D., Ryu, J., Kim, T., Shong, Y., Kim, W. (2013). O valor prognóstico da relação linfonodo metastático e tamanho máximo do tumor metastático no carcinoma papilar da tiroide N1a patológico. European Journal of Endocrinology, 168(2), 219-225. https://doi.org/10.1530/EJE-12-0744
13. Lundgren, C., Hall, P., Dickman, P., Zedenius, J. (2006). Clinically significant prognostic factors for differentiated thyroid carcinoma: A population-based, nested case-control study. Cancer, 106(3), 524-531. https://doi.org/10.1002/cncr.21653
14. Haugen, B., Alexander, E., Bible, K., Doherty, G., Mandel, S., Nikiforov, Y., Pacini, F., Randolph, G., Sawka, A., Schlumberger, M., Schuff, K., Sherman, S., Sosa, J., Steward, D., Tuttle, R., Wartofsky, L. (2016). Diretrizes de gerenciamento da American Thyroid Association 2015 para pacientes adultos com nódulos tireoidianos e câncer diferenciado de tireoide: A American Thyroid Association Guidelines Task Force sobre nódulos da tiroide e cancro diferenciado da tiroide. Tireoide: Jornal Oficial da American Thyroid Association, 26(1), 1-133. https://doi.org/10.1089/thy.2015.0020
15. Pitoia, F., Califano, I., Vázquez, A., Faure, E., Gauna, A., Orlandi, A., Vanelli, A., Novelli, J., Mollerach, A., Fadel, A., San Martín, A., Figari, M., Cabezón, C. (2014). Consenso Intersocietario sobre tratamiento y seguimiento de pacientes con cáncer diferenciado de tiroides. RAEM Vol 51;2:85-118 https://www.saem.org.ar/noticias/consenso-2014.pdf

Pode citar as complicações apresentadas?

Entre as complicações que podem ser descritas nas cirurgias de tiroidectomia para o cancro da tiroide, foram publicadas as seguintes[1] :

A. Embolia aérea devido a lesão traqueal, quer durante a entubação, quer durante a dissecção com consequente lesão traqueal.
B. Fuga de chyle, produzida por lesão do ducto torácico.
C. Enfisema, obviamente secundário à fuga e dispersão de ar no tecido cervical circundante, predominantemente subcutâneo.
D. Deslocamento da aritenoide ou lesão de intubação, esta é mais comum em pacientes com tumores muito grandes, com deslocamento da traqueia ou infiltração da mesma. Já tivemos casos em que se optou pela traqueostomia pré-operatória.
E. Lesão do nervo simpático. Esta lesão produz a síndrome de Horner. É mais frequente nos casos de dissecção nodal.
F. Lesão do nervo laríngeo recorrente. Embora varie de 0 a 14%, nos casos de tumores malignos, aumentou para 20%, segundo alguns autores.
G. Lesão do nervo laríngeo superior. Isto leva a uma alteração da voz que produz uma incapacidade de atingir notas altas. Embora seja pouco frequente, como já foi referido, deve ser tida em conta aquando da ligadura do pólo superior.
H. Hipocalcemia. Essa complicação pode ser decorrente da retirada das glândulas paratireóides ou da ligadura da artéria tireóidea inferior que irriga as glândulas paratireóides superior e inferior. Alguns autores citam que a localização de todas as glândulas paratireóides ocorre apenas em 28% das cirurgias[1,2,3] , fator que explica a hipocalemia temporária após a cirurgia.
I. Hipotiroidismo. O hipotiroidismo pós-operatório com alguma sintomatologia é expetável. Na nossa prática, não substituímos a levotiroxina no pós-operatório até recebermos os resultados da biopsia definitiva que indicará a necessidade de uma eventual dose ablativa de Iodo. O estudo histopatológico definitivo demora cerca de 3 semanas, o que é pouco tempo para que o hipotiroidismo se torne muito grave e para que o doente tenha intolerância.

Existem outras complicações como hemorragia, hematoma sufocante pós-operatório, granulomas da ferida, cicatriz viciosa, que não são as mais frequentes em patologia oncológica.

Vou descrever algumas situações pouco frequentes que surgiram na evolução pós-operatória dos meus doentes operados.

1. Operámos uma mulher cujo diagnóstico pós-operatório foi de carcinoma papilar da tiroide multicêntrico. Indicámos uma dose ablativa de I-131 e, como é rotina, as doentes são aconselhadas a evitar a possibilidade de gravidez durante o período de hipotiroidismo até receberem o Iodo e pós-dose. Uma vez que a paciente recebeu uma dose de 100 mCi de I-131, veio à consulta e informou-nos que estava grávida de 2 meses, embora a paciente tivesse um teste de gravidez negativo antes de receber a dose terapêutica. Felizmente, a sua filha nasceu sem problemas. A literatura desaconselha sistematicamente a gravidez em mulheres submetidas a tratamento com iodo radioativo. O consenso dos documentos consultados indica a necessidade de adiar a gravidez durante pelo menos 6 meses após o tratamento para evitar uma potencial toxicidade fetal e assegurar um controlo adequado da doença materna. Embora a maioria dos estudos não demonstre um risco acrescido de complicações na gravidez se o I-131 for administrado antes da conceção, a utilização de I-131 durante a gravidez deve ser evitada sempre que possível. A American Thyroid Association (ATA)[4,5] recomenda que as mulheres evitem a gravidez durante 6-12 meses após o tratamento com iodo radioativo para a doença da tiroide. Um estudo revelou uma maior probabilidade de aborto espontâneo em gravidezes concebidas nos 12 meses seguintes à exposição ao I-131. No entanto, outro estudo não encontrou um aumento do risco de aborto quando o I-131 foi recebido antes da gravidez. O feto em desenvolvimento pode absorver iodo radioativo na sua tiroide a partir das 10 semanas de gestação, podendo causar graves lesões na glândula tiroide e deficiências hormonais[4,6,7] .

2. Tivemos outro caso de uma mulher que foi operada a um carcinoma da tiroide com estadiamento T2. Quando lhe foi indicada a dose ablativa de iodo, ela recusou, argumentando que devido à sua religião tinha que consultar o rabino se ele autorizava. Semanas mais tarde, veio à consulta informando que não iria receber o iodo radioativo e que estava grávida. Terminada a gravidez, ela consultou outro profissional e não retornou ao nosso serviço. O iodo radioativo é utilizado há mais de 50 anos no tratamento do carcinoma diferenciado da tiroide, com o objetivo de ablacionar o tecido residual da tiroide após a cirurgia e de tratar as recidivas e metástases. As doses administradas variam entre 30 e 100 mCi para a ablação de resíduos e entre 100 e 200 mCi para o tratamento de metástases[8] . O iodo radioativo é um tratamento que pode ser utilizado para destruir qualquer tecido da tiroide remanescente que não tenha sido removido por cirurgia ou para tratar determinados tipos de cancro da tiroide que se tenham espalhado para os gânglios linfáticos e outras partes do corpo[9,10] . O I-131 emite radiação beta e a sua eficácia depende da absorção pelos tecidos e da sua semi-vida efectiva no tecido. A irradiação dos tecidos circundantes deve-se aos raios gama emitidos pelo radiofármaco, que se concentram na glândula tiroide, e aos raios gama e

beta que, durante o seu percurso de eliminação, atravessam a bexiga, o estômago, as glândulas salivares, etc. A radiação recebida na bexiga, no estômago e nas glândulas salivares é geralmente 10 vezes superior à recebida noutros órgãos[8] . Os efeitos secundários a curto prazo incluem dores ou inchaço no pescoço, boca seca, perturbações do paladar, náuseas, olhos secos e inflamação das glândulas salivares. Os efeitos a longo prazo incluem o desenvolvimento de outros tumores, tais como tumores das glândulas salivares, supressão da medula óssea, pneumonite e diminuição da fertilidade e da descendência. No entanto, como mencionado, não há diferença na prevalência de infertilidade em comparação com mulheres não tratadas[8] . Não conseguimos encontrar uma explicação para a recusa desta paciente, que ela atribui à sua religião.

3. Em 3 casos que operamos, foi realizada tireoidectomia total, no pós-operatório, após mais de 30 dias, nenhum dos pacientes apresentou laboratorialmente hipotireoidismo, manifestação clínica mínima mas o TSH não subiu acima do dobro do valor normal, insuficiente para indicarmos uma dose de I-131. Em um paciente, realizamos um exame que mostrou uma enorme massa no pescoço, a tomografia não mostrou nada e o PET não foi captado. Após 4 meses sem hormônio tireoidiano supressor, ela elevou os níveis de TSH para determinações acima de 200, muito mais do que o necessário para receber o Iodo ablativo. Noutro caso, a situação era semelhante e o Radioterapeuta decidiu administrar-lhe uma dose de 30 mCi e voltar a examiná-la dentro de 6 meses. Apenas 2 meses depois, a sua TSH subiu acima de 100, o que lhe permitiu receber uma dose ablativa completa devido a um carcinoma com infiltração de tecidos moles. O último caso foi o de uma mulher que, após 70 dias de pós-operatório sem tratamento hormonal, não registou um aumento da TSH. Administrámos-lhe Thyrogen® (tirotropina alfa recombinante) e esta aumentou apenas para o dobro do valor normal. Foi tratada a partir do 7th mês, quando o TSH ultrapassou os 60, com doses seriadas de 30 mCi. Nos controlos posteriores, os níveis de TSH aumentaram para valores superiores a 150 com a supressão de T4 oral durante 20 dias. Sabe-se, pela fisiopatologia, que quando o tecido tiroideu é removido, a produção de TSH será estimulada; no entanto, não há uma explicação certa para o aumento lento da TSH (excluindo um grande remanescente tiroideu funcionante, o que claramente não foi o caso nos três casos citados, uma vez que a cintigrafia não mostrou imagens captantes que o justificassem)[11] . A maioria das publicações refere a utilização de rhTSH (tirotropina recombinante), que é muito cara e não está coberta por todos os planos de saúde, o que a torna uma opção pouco frequente.

4. O contrário também já me aconteceu, um doente operado a uma tiroidectomia com previsão de receber uma dose de Iodo, 20 dias depois, sem ter apresentado sintomas importantes de hipotiroidismo, estreou-se com dispneia grave que foi posteriormente diagnosticada como derrame

pericárdico, atribuível a hipotiroidismo grave com TSH superior a 250[12]. Como referido, é muito pouco frequente o hipotiroidismo sintomático manifestar-se em poucos dias, no entanto, casos como o citado têm sido publicados na literatura.[13]

5. Uma doente apresentava um carcinoma cuja cápsula fibrosa envolvia o nervo recorrente. Ela apresentava disfonia pré-operatória com paralisia laríngea recorrente. Durante a intervenção cirúrgica, observámos que o nervo estava circunferencialmente rodeado pelo tumor. Através da secção da fibrose que envolvia a lesão, foi possível libertar o nervo ao longo de todo o seu trajeto. O paciente recuperou a motilidade da corda vocal que, sem dúvida, era causada pela compressão da formação (Foto 1). É recomendação indispensável realizar a cirurgia sob visão direta do nervo recorrente para evitar sua lesão. Quando este é seccionado, a literatura recomenda a reparação imediata do nervo, sendo a técnica de Horsley a mais recomendada.[14]

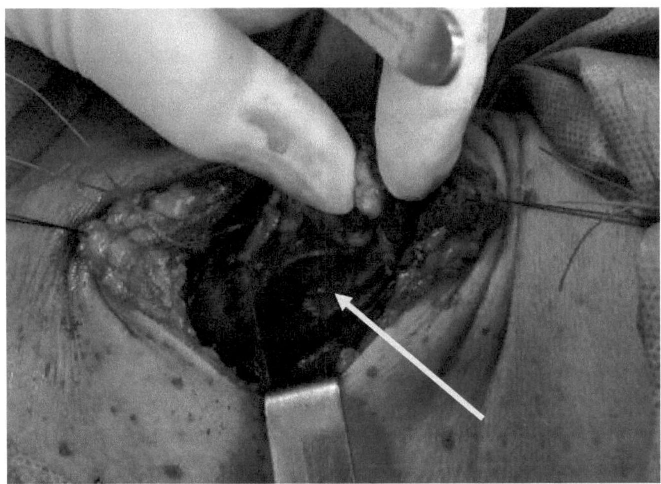

Foto 1. Nervo recorrente libertado e tumor parcialmente aberto.

6. Numa ocasião, operei um doente com hipertensão grave, bronquite crónica e tosse crónica que, no pós-operatório, apresentou um hematoma sufocante no contexto de um pico hipertensivo súbito de 200/100mmHg. Foi reanestesiado e reabrimos a cervicotomia. Como esperado nestes casos, foi efectuada hemostase nos locais de hemorragia e a ferida foi fechada. Após 40 minutos, já extubado, apresentou um quadro de tosse incontrolável, e observamos que o dreno estava novamente cheio de sangue. Reintervimos pela terceira vez e realizamos novamente

hemostasia no tecido sangrante[1,2,3] . Não houve morbidades associadas aos procedimentos realizados (Foto 2).

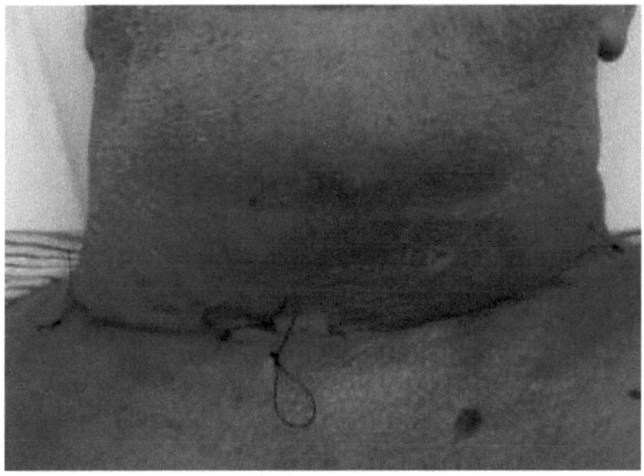

Foto 2. Hematoma cervical após 2 reoperações.

7. O pior caso de que me lembro é o de um doente de 47 anos, do sexo masculino, que apresentava um bócio gigante com extensão endo-torácica, programado para tiroidectomia. Com uma avaliação pré-operatória normal, foi levado para o bloco operatório. De referir que o doente apresentava uma anomalia mandibular com micrognatia superior grave e prognatismo inferior. Essa alteração correspondia à Classe IV de Mallampati[15] . O anestesiologista tentou entubar o paciente e não conseguiu, mesmo com o bougie de Eschmann, e decidiu cancelar a cirurgia. Após 20 minutos do início da transferência do paciente para o quarto, o mesmo apresentou bradicardia associada a uma arritmia. O Anestesiologista e o Médico da Unidade Coronariana iniciaram o atendimento, mas o paciente faleceu. Nunca me vou esquecer do que significou falar com a família numa situação tão difícil e poder explicar o que se tinha passado. Embora, como cirurgião, eu não tivesse efectuado qualquer procedimento no doente e ainda não tivesse vestido o fato cirúrgico, para a família, eu era responsável pela morte, pelo que apresentaram uma queixa-crime contra mim. Acabei por ser absolvido ao fim de anos e o meu compromisso pessoal foi retirado. No entanto, aquele dia terrível e todo o processo que se seguiu até eu ser ilibado de qualquer irregularidade permanecem gravados na minha memória. Os meus respeitos aos familiares daquele doente que confiou em mim para o operar e que, infelizmente, sofreu uma arritmia vagal que o levou à morte.

Bibliografia

1. Sancho Fornos, S., Vaqué Urbaneja, J., Ponce Marco, J., Palasí Giménez, R., Herrera Vela, C. (2001). Complicaciones de la cirugía tiroidea. Cirugia española, 69(3), 198-203. https://www.elsevier.es/es-revista-cirugia-espanola-36-articulo-complicaciones-cirugia-tiroidea-11000111
2. Ortega, R., Urra, B., Compan, J. (2011). Experiencia clínica en tiroidectomía total. Revista de Otorrinolaringología y Cirugía de Cabeza y Cuello, 71(1), 53-56. https://doi.org/10.4067/s0718-48162011000100008
3. Fenández M. (2015). Patología y Cirugía de las Glándulas Tiroides y Paratiroides. Cyan Proyectos Editoriales, S.A. ISBN 978-84-8198-935-9. De la Sociedad Española de Otorrinolaringología y Patología Cérvico-Facial, P. O. (s/f). Tiroides y paratiroides. Seorl.net. Recuperado a 22 de setembro de 2024, de https://seorl.net/PDF/ponencias%20oficiales/2015%20Patolog%C3%ADa%20y%20cirug%C3%ADa%20de%20las%20glandulas%20tiroides%20y%20paratiroides.pdf
4. Alexander, E., Pearce, E., Brent, G., Brown, R., Chen, H., Dosiou, C., Grobman, W., Laurberg, P., Lazarus, J., Mandel, S., Peeters, R., Sullivan, S. (2017). Diretrizes de 2017 da American Thyroid Association para o diagnóstico e tratamento de doenças da tireoide durante a gravidez e o pós-parto. Tiroide: Official Journal of the American Thyroid Association, 27(3), 315-389. https://doi.org/10.1089/thy.2016.0457
5. Haugen, B., Alexander, E, Bible, K., Doherty, G., Mandel, S., Nikiforov, Y., Pacini, F., Randolph, G., Sawka, A., Schlumberger, M., Schuff, K., Sherman, S., Sosa, J., Steward, D., Tuttle, R., Wartofsky, L. (2016). Diretrizes de gerenciamento da American Thyroid Association 2015 para pacientes adultos com nódulos da tireoide e câncer diferenciado da tireoide: A American Thyroid Association Guidelines Task Force sobre nódulos da tiroide e cancro diferenciado da tiroide. Tireoide: Official Journal of the American Thyroid Association, 26(1), 1-133. https://doi.org/10.1089/thy.2015.0020
6. Iijima, S. (2021). Efeitos do envolvimento fetal da terapia inadvertida com iodo radioativo para o tratamento de doenças da tiroide durante uma gravidez insuspeita. European Journal of Obstetrics, Gynecology, and Reproductive Biology, 259, 53-59. https://doi.org/10.1016/j.ejogrb.2021.02.003
7. Masiuk, S., Chepurny, M., Buderatska, V., Ivanova, O., Boiko, Z., Zhadan, N., Hatch, M., Cahoon, E., Zamotayeva, G., Shpak, V., Tronko, M., Drozdovitch, V. (2022). Avaliação da exposição interna a 131I e isótopos de radioiodo de vida curta e incertezas associadas na coorte ucraniana de pessoas expostas no útero. Journal of Radiation Research, 63(3), 364-377. https://doi.org/10.1093/jrr/rrac007
8. Navarro, E., Astorga, R. (1999). Efectos adversos a largo plazo del 131I en el tratamiento del carcinoma diferenciado de tiroides. Endocrinología y nutrición: órgano de la Sociedad Española de Endocrinología y Nutrición,

47(1), 1. https://www.elsevier.es/es-revista-endocrinologia-nutricion-12-articulo-efectos-adversos-largo-plazo-del-9265
9. Misher, C. Recursos sobre o cancro da OncoLink, & Tratamento, Investigação, Enfrentamento, Ensaios Clínicos, Prevenção. (s/f). Terapia de yodo radioativo (I-131) para o cancro de tiroides. Oncolink.org. Recuperado el 26 de septiembre de 2024, de https://es.oncolink.org/tipos-de-cancer/cancer-de-la-tiroides/opciones-del-tratamiento/terapia-de-yodo-radioativo-i-131-para-el-cancer-de-tiroides
10. Cooper, D., Doherty, G., Haugen, B., Kloos, R., Lee, S., Mandel, S., Mazzaferri, E., McIver, B., Pacini, F., Schlumberger, M., Sherman, S., Steward, D., Tuttle, R. (2009). American Thyroid Association (ATA) Guidelines Taskforce on Thyroid Nodules and Differentiated Thyroid Cancer, Revised American Thyroid Association management guidelines for patients with thyroid nodules and differentiated thyroid cancer. Thyroid: Official Journal of the American Thyroid Association, 19(11), 1167-1214. https://doi.org/10.1089/thy.2009.0110
11. Díez, J., Oleaga, A., Álvarez-Escolá, C., Martín, T., Galofré, J. (2015). Guía clínica para el manejo de pacientes con carcinoma diferenciado de tiroides de bajo riesgo. Endocrinología y nutrición: órgano de la Sociedad Española de Endocrinología y Nutrición, 62(6), e57-e72. https://doi.org/10.1016/j.endonu.2015.02.006
12. Soto, S., Verbeke, P., B. Q. S. M. (2015). Disfunción Tiroidea Y Corazón. Revista Médica Clínica Las Condes, 26(2), 186-197. https://doi.org/10.1016/j.rmclc.2015.04.007
13. Deiros Bronte, L., Garcia Guereta, L., Labrandero de Lera, C., Guerrero Fernández, J. (2010). Hipotiroidismo desenmascarado por derrame pericárdico severo. Anales de pediatría (Barcelona, Espanha: 2003), 73(1), 56-58. https://doi.org/10.1016/j.anpedi.2010.03.010
14. Carlos Fuentes, C., Morales, L., Mojica, A., Beltrán, O., Sánchez, W. (2018). Reconstrução do nervo laríngeo pela técnica de Horsley. Rev. Colomb. cir. vol.33 no.1 Bogotá Ja https://doi.org/10.30944/20117582.44
15. Domínguez-Pérez, M., González-Dzib, R. D. S. (2023). Correlação entre o Índice Preditivo de Intubação Difícil e Cormack. Revista medica del Instituto Mexicano del Seguro Social, 61(1), 15-20.

Hemitireoidectomia para pequenos tumores da tiroide: Uma abordagem controversa

O tratamento contemporâneo do carcinoma papilar da tiroide propõe que a hemitiroidectomia possa ser um tratamento oncológico adequado para lesões intra-tiróideas de baixo risco, medindo 1 a 4 cm. Este procedimento menos invasivo, em comparação com a tiroidectomia total, é frequentemente seguido de vigilância ativa do lobo remanescente. No entanto, esta recomendação tem suscitado debate devido à incapacidade inerente de excluir a doença contralateral, aos desafios no seguimento pós-operatório e ao potencial de metástases nodais que requerem reoperação .[1]

A nossa experiência institucional com doentes com diagnóstico pré-operatório de nódulo solitário inferior a 4 cm e citologia aspirativa por agulha fina sugestiva de malignidade, revelou uma incidência significativa (28,40%) de multifocalidade, micrometástases ou envolvimento nodal na patologia pós-operatória, apesar da ausência de evidência clínica ou ecográfica de doença contralateral .[1,2]

O tratamento ideal do carcinoma diferenciado da tiroide de baixo risco continua a ser controverso, principalmente devido à natureza indolente da doença e ao delicado equilíbrio entre a morbilidade e o risco de progressão da doença. Vários estudos não relataram diferenças significativas de sobrevivência entre os doentes submetidos a lobectomia e os submetidos a tiroidectomia total .[3,4]

Dado o excelente prognóstico associado à maioria dos carcinomas diferenciados da tiroide, tem-se verificado uma tendência crescente para abordagens cirúrgicas mais conservadoras nos últimos anos. Esta mudança é motivada pelo desejo de minimizar a morbilidade e, ao mesmo tempo, obter resultados oncológicos comparáveis.

De acordo com a American Thyroid Association, os carcinomas da tiroide de baixo risco incluem :[5]

- Carcinoma papilar intra-tiroideu
- Menos de 4 cm de tamanho
- Variante clássica
- Ausência de invasão vascular
- N0 (sem envolvimento nodal clínico ou patológico)
- Menos de 5 micrometástases, todas com menos de 2 mm

- Carcinoma folicular com invasão capsular ou invasão vascular mínima (menos de 4 vasos)

Embora o bilateralismo ou a multifocalidade possam ocorrer nestes casos, a probabilidade é baixa. Concordo que a hemitireoidectomia pode ser suficiente. No entanto, para tumores com mais de 1 cm, na nossa prática, a tiroidectomia total está indicada devido à elevada taxa de multicentricidade que encontramos. Encontrámos frequentemente gânglios linfáticos metastáticos secundários a microcarcinomas. Nalguns casos, removemos cirurgicamente gânglios linfáticos com infiltração tumoral extensa, que eram difíceis de dissecar devido à sua localização retrorrecursiva e aderências (Foto 1).

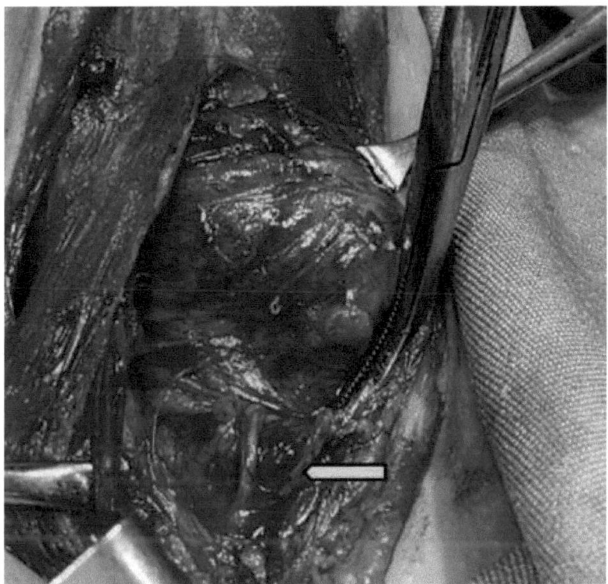

Foto 1. Nervo recorrente e linfonodo metastático retro-recorrente.

Outros autores referiram que 30-59% dos doentes submetidos a lobectomia teriam necessitado de tiroidectomia total com base na patologia final, o que está mais de acordo com a nossa experiência .[6]

Os estudos moleculares são muito úteis mas, principalmente devido ao seu custo, não estão disponíveis em todos os contextos de cuidados de saúde nem são acessíveis à população em geral.

A extensão extratiroideia mínima também é considerada de baixo risco, de acordo com o American Joint Committee on Cancer, 8th Edition[7] . No entanto, alguns estudos registaram uma incidência de 13-71% de multifocalidade, que está associada a um maior risco de recorrência e progressão da doença .[8]

Foi sugerido que a tiroidectomia completa só é necessária quando há invasão vascular, mais de 4 vasos estão envolvidos e a histologia mostra uma elevada percentagem de variante de células altas .[2]

É importante notar que pode ser difícil efetuar um exame patológico completo em cirurgias minimamente invasivas em que a amostra pode não estar completamente intacta, tornando difícil avaliar a cápsula ou a invasão vascular.

Os carcinomas da tiroide têm uma taxa de recorrência de 5-20% e uma taxa de metastização para gânglios linfáticos regionais ou distantes de 10-20%[9] .

Billimoria et al[10] registaram uma taxa de recorrência a 10 anos de 4,6% nos tumores em estádio T1a e de 7,1% nos tumores em estádio T1b, com metástases nodais de 13% e 25%, respetivamente[9] .

De acordo com outros autores, a obtenção de bons resultados com uma abordagem minimalista está diretamente relacionada com uma cuidadosa seleção pré-operatória dos doentes.[1]

Dezasseis por cento dos nossos doentes tinham antecedentes de tiroidite, diagnosticada por punção aspirativa com agulha fina ou por exames laboratoriais. Esta condição contra-indica a hemitiroidectomia, uma vez que deixa para trás tecido tiroideu doente. Estudos demonstraram que a tiroidite de Hashimoto envolve a infiltração inflamatória crónica da glândula tiroide e acarreta um risco 45% maior de um nódulo da tiroide clinicamente significativo se tornar maligno quando este processo inflamatório crónico está presente .[11]

Tendo em conta um resultado de citologia aspirativa por agulha fina (FNAC) de Bethesda V ou VI e nódulos com mais de um centímetro, considero que a abordagem cirúrgica mais adequada é a tiroidectomia total. A tiroidectomia total permitiria um tratamento mais completo da doença e reduziria a probabilidade de recorrência ou de disseminação do cancro. Em alternativa, o seguimento exigiria técnicas dispendiosas que não são acessíveis a todos os estratos socioeconómicos. É mais fácil, mais económico e mais acessível seguir um doente com níveis suprimidos de tiroglobulina e/ou ecografia do que utilizar tirotropina recombinante ou tomografia por emissão de positrões (PET), bem como testes moleculares que não estão disponíveis em todas as unidades de saúde.

A decisão de realizar uma hemitiroidectomia para o carcinoma da tiroide deve ser cuidadosamente ponderada, tendo em conta os desafios do seguimento pós-operatório. A monitorização da tireoglobulina, a pedra angular da vigilância, é menos fiável quando estão presentes restos de tiroide, independentemente da utilização de supressão da hormona tiroideia ou de tirotropina recombinante. Além disso, a ecografia, que depende do operador, e a cintigrafia com radioiodo podem ser limitadas pelas alterações pós-operatórias e pelo tecido tiroideu residual. A PET-CT, embora altamente sensível, tem frequentemente um custo proibitivo.

As diretrizes da Sociedade Espanhola de Endocrinologia e Nutrição (SEEN)[12,13] 30 propõem que, para os carcinomas papilíferos da tiroide classificados como de "baixo risco" (tumores com menos de 1 cm, localizados num único local, sem envolvimento de gânglios linfáticos ou invasão tecidular, com caraterísticas histológicas benignas e sem variantes agressivas), a cirurgia inicial ideal é uma lobectomia e istmectomia. No entanto, nos casos de tumores considerados de "risco moderado" ou "alto risco", ou nos de "baixo risco" em que a avaliação pós-cirúrgica revele doença mais extensa, a tireoidectomia total ou "quase total" é a intervenção cirúrgica recomendada .[12,13]

As diretrizes clínicas apoiam uma abordagem personalizada para a gestão do cancro diferenciado da tiroide. Para os doentes com doença de baixo risco (como indicado por testes iniciais negativos), o tratamento com iodo radioativo pode não ser necessário. As diretrizes da National Comprehensive Cancer Network (NCCN) 16 fornecem um quadro sólido para a tomada destas decisões[14] . No entanto, para os doentes com doença persistente ou com elevado risco de recorrência (evidenciado por imagiologia positiva), é geralmente recomendada a terapia ablativa com iodo radioativo[15] (Figura 1).

Em muitos casos, a secção de congelação não é definitiva, tal como a punção aspirativa por agulha fina. Isto significa que, durante a cirurgia, temos de decidir a conduta a seguir (hemitiroidectomia ou tiroidectomia total) com base na experiência, no estatuto socioeconómico do doente, na extensão ou no tamanho da lesão, etc. O relatório de invasão capsular, êmbolos angiolinfáticos, invasão perineural ou índice mitótico é recebido com o relatório histopatológico definitivo e ocorre cerca de 3 semanas depois. Devemos também avaliar se o laudo necessitará de reoperação, os tempos de espera para agendamento que temos no hospital público, além do transtorno que causa ao paciente, por exemplo, no trabalho, outro agendamento cirúrgico. Em suma, para além das classificações publicadas internacionalmente para definir o grau de carcinoma, penso que a avaliação de todo o contexto acima referido também deve ter um lugar. A patogénese dos múltiplos focos intra-tiroideus nos carcinomas papilares continua a ser um tema de debate permanente. Se se trata de um resultado de metástases intra-tiróideas ou de um tumor multifocal é uma questão que merece um estudo mais aprofundado.

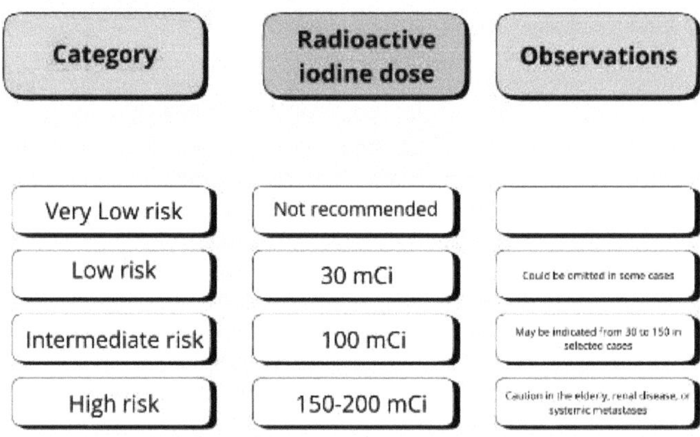

Figura 1. Orientações para a ablação com iodo radioativo com base no risco de recorrência. Adaptado e modificado de Inter Society Consensus for the Management of Patients with Differentiated Thyroid Cancer. Pitoia F., et al. .[15]

Bibliografia

1. Tuttle, R., Zhang, L., Shaha, A. (2018). Um quadro clínico para facilitar a seleção de pacientes com câncer de tireoide diferenciado para vigilância ativa ou tratamento cirúrgico inicial menos agressivo. Expert Review of Endocrinology & Metabolism, 13(2), 77-85. https://doi.org/10.1080/17446651.2018.1449641
2. Saco, P., Voogd, A., Beguerí Buquet, A., Valde, P., Russier, G., Matsuda, M., Seffino, N., Guerra, J. (2024). Novas perspectivas na gestão do cancro da tiroide de baixo risco. Experiência com lobectomia da tiroide numa coorte de 114 pacientes. Hospital Universitário Austral Buenos Aires. Argentina. Revista Argentina de cirugia, 116(2), 95-105. https://doi.org/10.25132/raac.v116.n2.1780
3. Adam, M., Pura, J., Gu, L., Dinan, M., Tyler, D., Reed, S., Scheri, R., Roman, S., Sosa, J. (2014). A extensão da cirurgia para o cancro papilar da tiroide não está associada à sobrevivência: uma análise de 61.775 pacientes. Annals of Surgery, 260(4), 601-605; discussão 605-7. https://doi.org/10.1097/SLA.0000000000000925
4. Tuttle, R., Alzahrani, A. (2019). Estratificação de risco no cancro diferenciado da tiroide: Da deteção ao acompanhamento final. O Jornal de Endocrinologia Clínica e Metabolismo, 104(9), 4087-4100. https://doi.org/10.1210/jc.2019-00177
5. Ullmann, T., Gray, K., Moore, M., Zarnegar, R., Fahey, T., 3rd . (2018). Controvérsias atuais e direções futuras no diagnóstico e tratamento de cânceres diferenciados da tireoide. Gland Surgery, 7(5), 473-486. https://doi.org/10.21037/gs.2017.09.08
6. DiMarco, A., Wong, M., Jayasekara, J., Cole-Clark, D., Aniss, A., Glover, A., Delbridge, L., Sywak, M., & Sidhu, S. (2019). Risco de necessidade de tireoidectomia completa para cânceres papilares de tireoide de baixo risco tratados por lobectomia. BJS Open, 3(3), 299-304. https://doi.org/10.1002/bjs5.50137
7. Shaha, A., Migliacci, J., Nixon, I., Wang, L., Wong, R., Morris, L., Patel, S., Shah, J., Tuttle, R., & Ganly, I. (2018). Migração de estágio com o novo sistema de estadiamento do American Joint Committee on Cancer (AJCC) (8ª edição) para câncer diferenciado de tireoide. Cirurgia, 165(1), 6-11. https://doi.org/10.1016/j.surg.2018.04.078
8. Joseph, K., Edirimanne, S., Eslick, G. (2018). Multifocalidade como fator prognóstico no câncer de tireoide: Uma meta-análise. International Journal of Surgery (Londres, Inglaterra), 50, 121-125. https://doi.org/10.1016/j.ijsu.2017.12.035
9. Fenández, M. (2015). Patología y Cirugía de las Glándulas Tiroides y Paratiroides. Cyan Proyectos Editoriales, S.A. ISBN 978-84-8198-935-9. De la Sociedad Española de Otorrinolaringología y Patología Cérvico-

Facial, P. O. (s/f). Tiroides y paratiroides. Seorl.net. Recuperado a 22 de setembro de 2024, de https://seorl.net/PDF/ponencias%20oficiales/2015%20Patolog%C3%ADa%20y%20cirug%C3%ADa%20de%20las%20glandulas%20tiroides%20y%20paratiroides.pdf

10. Bilimoria, K., Bentrem, D., Ko, C., Stewart, A., Winchester, D., Talamonti, M., Sturgeon, C. (2007). A extensão da cirurgia afecta a sobrevivência do cancro papilar da tiroide. Annals of Surgery, 246(3), 375-381; discussão 381-4. https://doi.org/10.1097/SLA.0b013e31814697d9
11. Silva de Morais, N., Stuart, J., Guan, H. Impacto da tireoidite de Hashimoto na citologia dos nódulos da tireoide e no risco de câncer de tireoide. J Endocr Soc. 2019 Mar 5;3(4):791-800. E.I (s/f) ¿La tiroiditis de Hashimoto aumenta el riesgo de malignidad tiroidea? https://doi.org/10.1210/js.2018-00427The
12. Corrales Hernández, J., Martín Iglesias, D., Gómez Alfonso, F. (2006). Microcarcinoma papilar de tiroides. ¿Es necesario el tratamiento con 131I tras la cirugía? Argumentos a favor. Endocrinología y nutrición: órgano de la Sociedad Española de Endocrinología y Nutrición, 53(6), 390-398. https://doi.org/10.1016/s1575-0922(06)71121-4
13. Sánchez Franco, F. (2005). Diretrizes para o tratamento do carcinoma diferenciado da tiroide Endocrinol. nutr. (Ed. impr.) ; 52(supl.1): 23-31. Ilus https://pesquisa.bvsalud.org/portal/resource/pt/ibc-135308
14. Haddad, R., Bischoff, L., Ball, D., Bernet, V., Blomain, E., Busaidy, N. L., Campbell, M., Dickson, P., Duh, Q., Ehya, H., Goldner, W., Guo, T., Haymart, M., Holt, S., Hunt, J., Iagaru, A., Kandeel, F., Lamonica, D. M., Mandel, S., ... Darlow, S. (2022). Carcinoma da tiroide, versão 2.2022, diretrizes de prática clínica da NCCN em oncologia. Jornal da Rede Nacional de Câncer Abrangente: JNCCN, 20(8), 925-951. https://doi.org/10.6004/jnccn.2022.0040
15. Pitoia, F., Califano, I., Vázquez, A., Faure, E., Gauna, A., Orlandi, A., Vanelli, A., Novelli, J., Mollerach, A., Fadel, A., San Martín, A., Figari, M., Cabezón, C. (2014). Consenso intersocietário sobre tratamiento y seguimiento de pacientes con cáncer diferenciado de tiroides. Consenso Intersocietário para o tratamento de pacientes com cancro diferenciado da tiroide. RAEM Vol 51;2:85-118 https://www.saem.org.ar/noticias/consenso-2014.pdf

Já teve casos de nervos recorrentes não recorrentes?

De um total de 2500 tiroidectomias realizadas nos últimos 30 anos no nosso Hospital, foram apresentados dois casos com nervo laríngeo não recorrente, o que corresponde a 0,1%.

Casos

A: Doente do sexo feminino, 62 anos, com diagnóstico de bócio multinodular, PAAF Bethesda IV, submetida a tiroidectomia total; como achado intra-operatório, o nervo laríngeo recorrente não foi identificado na sua localização habitual e, após dissecção cuidadosa, foi identificado um nervo laríngeo direito "não recorrente" em relação à artéria tiroideia inferior. O nervo laríngeo recorrente esquerdo foi encontrado em sua localização habitual. O paciente evoluiu sem intercorrências no pós-operatório, com diagnóstico pós-operatório de adenoma folicular da tiroide sobre tiroidite nodular de Hashimoto.

B: Doente do sexo feminino, 30 anos, com PAAF Bethesda III, adenoma folicular da tiroide. Foi efectuada hemitiroidectomia direita, tendo sido encontrado um nervo laríngeo "não recorrente" acima da artéria tiroideia inferior. A doente não teve complicações pós-operatórias, diagnóstico pós-operatório: adenoma folicular da tiroide.

A sua incidência é pouco frequente, correspondendo a 0,25-0,99% das tiroidectomias, correspondendo maioritariamente ao nervo direito, a variante esquerda é excecional e corresponde a 0,004% dos casos. Na literatura, são classificados em tipo I, que se origina ao nível do pólo superior da glândula tiroide em relação à artéria tiroide superior, sendo a variante mais frequente (58,3%), e tipo II, que se relaciona com a artéria tiroide inferior (IIa ao mesmo nível e IIb inferior ao mesmo), que ocorre com uma frequência ligeiramente inferior (41,7%). Todos os três tipos (I, IIa e IIb) entram na laringe ao nível da junção cricotiroideia na superfície póstero-lateral da tiroide[1,2,3] (Figura 1).

A lesão do nervo recorrente varia entre 0,5 e 1% nas operações benignas, mas aumenta para 2,2% nas patologias malignas e sobe ainda mais para 3,72% nas reoperações (Foto 1). Isto, somado ao facto de que por vezes pode haver uma anomalia na apresentação do Recorrente, torna muito insistente a pesquisa e observação de todo o trajeto do nervo; nas reoperações em que a anatomia está muito alterada pela fibrose dos planos e perda da anatomia normal, a utilização da monitorização do nervo recorrente é útil[4,5,6] . A neuromonitorização do nervo laríngeo recorrente deve ser utilizada para melhorar, e não para substituir, a visualização direta e uma pesquisa sistemática e especializada.

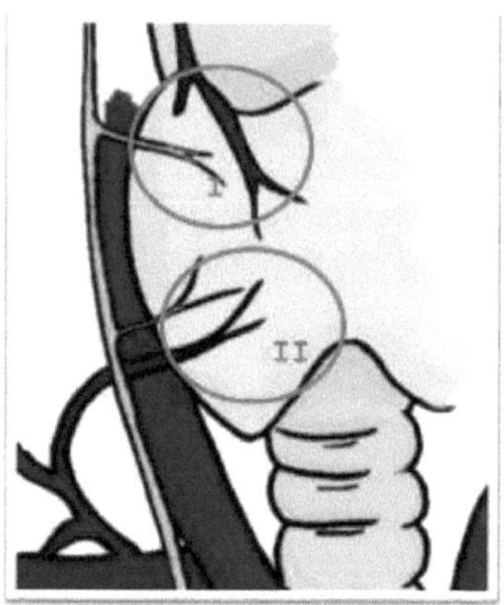

Figura 1. Nervo recorrente não-recorrente. Tipo I associado à artéria tiroideia superior. Tipo II associado à artéria tireóidea inferior. Modificado - Nervo laríngeo inferior não-recorrente tipo 1. Adaptado e modificado de Boccalatte, L., et al. .[2]

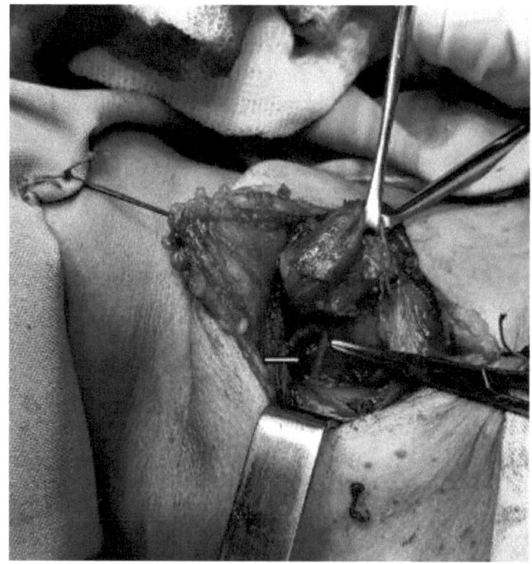

Foto 1. Nervo recorrente não-recorrente.

Bibliografia

1. Le, Q., Ngo, D., Ngo, Q. (2018). Nervo laríngeo não recorrente na cirurgia da tireoide: Um relato de série de casos no Vietname e revisão da literatura. *International Journal of Surgery Case Reports*, *50*, 56-59. https://doi.org/10.1016/j.ijscr.2018.07.017
2. Boccalatte, L., Masino, E., Rodríguez Santos, F., Gómez, N., Yanzón de la Torre, A., Figari, M. (2019). Nervio laríngeo inferior no recurrente tipo I. *Revista Argentina de Cirugia*, *111*(1), 33-35. https://www.scielo.org.ar/scielo.php?script=sci_arttext&pid=S2250-639X2019000100005
3. Henry, B., Sanna, S., Graves, M., Vikse, J., Sanna, B., Tomaszewska, I. M., Tubbs, R., Walocha, J., & Tomaszewski, K. (2017). O nervo laríngeo não recorrente: uma meta-análise e considerações clínicas. *PeerJ*, *5*, e3012. https://doi.org/10.7717/peerj.3012
4. Fenández M. (2015). Patología y Cirugía de las Glándulas Tiroides y Paratiroides. Cyan Proyectos Editoriales, S.A. ISBN 978-84-8198-935-9. De la Sociedad Española de Otorrinolaringología y Patología Cérvico-Facial, P. O. (s/f). Tiroides y paratiroides. Seorl.net. Recuperado a 22 de setembro de 2024, de https://seorl.net/PDF/ponencias%20oficiales/2015%20Patolog%C3%ADa%20y%20cirug%C3%ADa%20de%20las%20glandulas%20tiroides%20y%20paratiroides.pdf
5. Higgins, T., Gupta, R., Ketcham, A., Sataloff, R., Wadsworth, J., Sinacori, J. (2011). Monitorização do nervo laríngeo recorrente versus identificação isolada na paralisia verdadeira das pregas vocais pós-tiroidectomia: uma meta-análise. *The Laryngoscope*, *121*(5), 1009-1017. https://doi.org/10.1002/lary.21578
6. Motos-Micó, J., Felices-Montes, M., Abad-Aguilar, T. (2017). Neuromonitorización intraoperatoria en cirugía tiroidea. *Cirugía y cirujanos*, *85*(4), 312-319. https://doi.org/10.1016/j.circir.2016.10.016

Que doenças invulgares pode mencionar?

A diversidade histológica da glândula tiroide é um fator-chave no desenvolvimento e comportamento dos tumores da tiroide. Embora o cancro da tiroide seja relativamente pouco frequente, a vasta gama de tipos de células da tiroide constitui um substrato para o desenvolvimento de uma variedade de neoplasias malignas. As caraterísticas histológicas destes tumores estão intimamente ligadas ao seu comportamento biológico e evolução clínica.

A classificação histológica dos cancros da tiroide revela um predomínio de tumores bem diferenciados (Tabela 1), como os carcinomas papilares e foliculares, que, em conjunto, representam 94% dos casos. Os carcinomas anaplásicos são menos comuns, enquanto a categoria inespecífica inclui uma variedade de neoplasias com caraterísticas histológicas menos bem definidas.

A avaliação microscópica desempenha um papel fundamental na identificação dos vários subtipos histológicos dos carcinomas diferenciados da tiroide e do seu comportamento clínico associado. Embora a maioria das variantes histológicas dos carcinomas papilares tenha um impacto limitado no prognóstico, determinados subtipos, como as variantes de células colunares, células altas e hobnail, têm sido associados a um comportamento biológico mais agressivo. As variantes encapsuladas têm geralmente um melhor prognóstico.

Classification of Primary Thyroid Tumors

- **Tumors of the Follicular Epithelium or Epithelial Metaplasia.**

Follicular adenoma and carcinoma (including Hürthle cells).

Papillary carcinoma.

Mucoepidermoid carcinoma and Sclerosing mucoepidermoid carcinoma with eosinophilia.

Mucinous carcinoma.

Poorly differentiated carcinoma

Undifferentiated carcinoma, Anaplastic carcinoma, Squamous cell carcinoma, Carcinosarcoma.

- **Tumors with C-cell dedifferentiation: medullary carcinoma.**
- **Tumors with follicular and C-cell dedifferentiation.**

Collision tumor: follicular/papillary and medullary carcinomas.

- **Tumors with thymic differentiation or related to branchial cysts.**

Ectopic thymoma.

Spindle epithelial tumors with thymic differentiation (SETTLE).

Carcinoma with thymus-like elements (CASTLE).

- **Lymphoid cell tumors / Hematologic neoplasms**

Malignant lymphoma.

Extramedullary plasmacytoma.

Langerhans cell histiocytosis.

- **Intrathyroid parathyroid tumors.**

Parathyroid carcinoma.

- **Mesenchymal and other lineage tumors**

Primary thyroid squamous cell carcinoma.

Paraganglioma.

Teratoma.

Primary thyroid sarcoma.

Benign and malignant mesenchymal tumors (solitary fibrous tumors, smooth muscle tumors, angiosarcoma)

Modificado de Fletcher C. Diagnostic Histopathology of Tumors. Elsevier Saunders. 4ª Edition. 2013;2(18):1177-1293

Tabela 1. Classificação dos tumores primários da tiroide. Adaptado e modificado de D'Addino, J.,[1] e Fletcher, C. .[2]

Linfoma primário da tiroide[1]

Um homem de 70 anos apresentou uma massa cervical de crescimento rápido que causava dificuldade em engolir, respirar e falar. Também apresentava edema na parte superior do tórax, circulação colateral e perda de peso. Os exames imagiológicos revelaram uma massa extensa da tiroide que comprometia as principais estruturas vasculares. Apesar da cirurgia e da traqueostomia, o doente sofreu um AVC e faleceu (Foto 1).

O exame patológico revelou uma grande neoplasia linfoide (15x20x18 cm) com morfologia variável, incluindo padrões de crescimento sólidos e elementos glandulares. As células tumorais apresentavam atipia nuclear e um índice proliferativo elevado (Ki-67 60%). A imunohistoquímica confirmou um linfoma não-Hodgkin difuso de grandes células B com infiltração extensa do tecido tiroideu e das estruturas cervicais adjacentes. A complicação vascular, com trombose da artéria carótida comum direita, realça a agressividade deste tumor e o seu impacto na morbilidade e mortalidade do doente.

O caso apresentava um desafio invulgar devido ao crescimento rápido e descontrolado do tumor, infiltrando os tecidos extra-tiroideus e comprometendo significativamente todas as estruturas cervicais. O linfoma difuso de grandes células B representa menos de 2% dos cancros da tiroide e é mais prevalente nas mulheres devido à sua associação com a tiroidite de Hashimoto. Embora este tipo de linfoma tenha uma taxa de sobrevivência de 75-85% quando confinado à glândula tiroide, a sobrevivência cai para 35% quando se estende aos tecidos cervicais circundantes e diminui ainda mais para 5% na doença sistémica.

Os linfomas da tiroide apresentam um crescimento rápido, imitando os carcinomas anaplásicos, e estão frequentemente associados a tiroidite autoimune. O diagnóstico pré-operatório preciso através de aspiração por agulha fina é um desafio, com estudos recentes a destacarem a utilidade da citometria de fluxo e da imunohistoquímica. O tratamento inicial é cirúrgico, mas só é curativo nos linfomas MALT. Embora os linfomas respondam frequentemente bem à quimioterapia e à radioterapia, o crescimento rápido e a compressão local exigem uma intervenção cirúrgica precoce. O prognóstico do linfoma não-Hodgkin varia entre os linfomas do tecido linfoide associado à mucosa (MALT) e os subtipos difusos de grandes células B ou mistos. Os linfomas MALT têm geralmente um curso mais indolente e podem ser tratados com cirurgia, radioterapia ou uma combinação de ambos. Os linfomas difusos são mais agressivos, com melhor sobrevida quando tratados com terapia multimodal, incorporando anticorpos monoclonais, quimioterapia e radioterapia. A utilização de anticorpos monoclonais anti-CD20 (rituximab) é prometedora nos casos CD20-positivos.

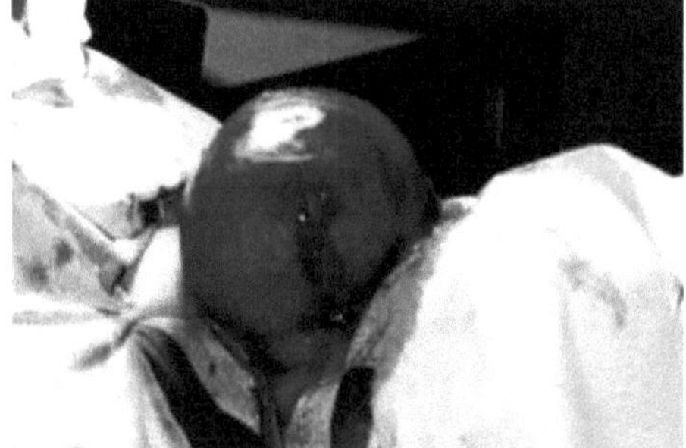

Foto 1: Linfoma da glândula tiroide.

Angiossarcoma epitelioide da tiroide com metástases ósseas[1]

Paciente do sexo masculino, 67 anos, natural do Paraguai, com história de bócio de crescimento lento, apresentou deterioração progressiva da qualidade de vida nos últimos meses, caracterizada por fraqueza muscular, dores ósseas e dificuldade respiratória. Estudos complementares revelaram uma massa tiroideia com sinais de hemorragia ou necrose, bem como uma lesão vertebral lítica, consistente com metástases.

O doente foi submetido a hemitiroidectomia direita e o estudo histopatológico revelou uma neoplasia da tiroide encapsulada, heterogénea, com áreas de necrose, hemorragia e degeneração quística. A imunohistoquímica mostrou um padrão de coloração caraterístico de carcinoma da tiroide. A presença de uma fratura femoral patológica sugeria metástases ósseas, corroborando o diagnóstico de um tumor altamente agressivo.

A imunohistoquímica revelou dupla positividade para marcadores endoteliais e epiteliais, confirmando o diagnóstico de angiossarcoma epitelioide da tiroide. Perante este achado, foi realizada uma segunda intervenção cirúrgica para completar a tiroidectomia e avaliar a extensão da doença.

O doente tolerou bem as duas intervenções cirúrgicas e teve alta 10 dias após a segunda cirurgia. No entanto, dada a recusa do doente em receber tratamento adicional, decidiu regressar ao seu país de origem. O prognóstico dos angiossarcomas epitelióides é mau, com uma elevada tendência para a metastização e uma resposta limitada às terapêuticas convencionais.

O angiossarcoma da tiroide é uma neoplasia maligna rara derivada de células endoteliais vasculares. Embora a sua incidência seja baixa em todo o mundo, é mais prevalente em regiões com bócio endémico, como os Alpes. Relatamos um caso de angiossarcoma da tiroide num homem de 67 anos do Paraguai, uma região não tipicamente associada a taxas elevadas desta neoplasia maligna.

O doente apresentava um nódulo da tiroide e uma história de bócio multinodular. O exame histológico revelou uma neoplasia maligna composta por canais vasculares revestidos por células endoteliais atípicas. A coloração imunohistoquímica confirmou a origem endotelial do tumor, mostrando positividade para CD31 e CD34. Apesar da ressecção cirúrgica, o paciente desenvolveu metástases à distância e sucumbiu à doença.

O angiossarcoma da tiroide é um diagnóstico difícil devido à sua raridade e à variedade de padrões histológicos. Os diagnósticos diferenciais incluem o carcinoma anaplásico, as alterações vasculares reactivas e o carcinoma mucoepidermóide esclerosante com eosinofilia. A imunohistoquímica desempenha um papel crucial na diferenciação entre o angiossarcoma e estas outras entidades.

O prognóstico do angiossarcoma da tiroide é geralmente mau, com uma elevada taxa de recorrência local e de metástases à distância. As opções de tratamento são limitadas e envolvem normalmente uma combinação de cirurgia, quimioterapia e radioterapia. No entanto, o tratamento ideal do angiossarcoma da tiroide permanece incerto devido à raridade desta doença.

Carcinoma anaplásico como uma desdiferenciação do carcinoma papilar clássico[1]

Um doente com um bócio multinodular gigante foi submetido a uma tiroidectomia total. O exame histopatológico revelou um carcinoma papilar clássico com áreas de crescimento sólido e formação de estruturas papilares e foliculares. As células tumorais apresentavam alterações nucleares caraterísticas e expressavam tiroglobulina, um marcador específico deste tipo de tumor. A imunohistoquímica excluiu a presença de outros tipos de neoplasias. A imunohistoquímica mostrou uma forte positividade para a tiroglobulina nas células neoplásicas, confirmando o diagnóstico de carcinoma papilar. Os marcadores CEA e calcitonina foram negativos, excluindo a possibilidade de carcinoma medular. O exame histopatológico confirmou a presença de metástases linfonodais. Após a cirurgia, foi implementado um protocolo de tratamento com iodo radioativo, que incluiu múltiplas doses. O seguimento clínico e imagiológico demonstrou uma excelente resposta ao tratamento, com normalização dos marcadores tumorais e ausência de doença a longo prazo.

O doente desenvolveu uma recidiva local com rápida progressão e envolvimento de estruturas vizinhas, incluindo a pele e o músculo. Os exames imagiológicos revelaram uma grande massa cervical com extensão mediastínica. Apesar do tratamento multimodal, a doença continuou a progredir, exigindo uma nova intervenção cirúrgica. A exploração cirúrgica revelou uma massa tumoral extensa com invasão dos tecidos moles. O exame histopatológico confirmou a recorrência de um carcinoma papilar. Foi efectuada uma ressecção extensa, complementada com radioterapia de feixe externo.

Apesar de ter iniciado o tratamento com Sorafenib, o doente desenvolveu rapidamente uma massa cervical de grandes dimensões, acompanhada de sintomas compressivos como dispneia, disfonia e disfagia. Os exames imagiológicos confirmaram a progressão da doença, evidenciando uma extensa infiltração local.

Carcinoma mucoepidermóide esclerosante com eosinofilia da glândula tiroide[1]

Apresentamos o caso de um doente com um nódulo da tiroide inicialmente diagnosticado como carcinoma papilar com metaplasia escamosa. No entanto, o estudo histopatológico final revelou um carcinoma mucoepidermóide esclerosante da tiroide, uma neoplasia rara. O estudo histopatológico definitivo revelou um carcinoma mucoepidermóide esclerosante com eosinofilia, uma neoplasia rara da tiroide. O tumor media 3,3 cm de diâmetro e afectava principalmente o lobo esquerdo e o istmo. Adicionalmente, foi identificada tiroidite de Hashimoto nodular com dois gânglios linfáticos com hiperplasia reactiva. A imunohistoquímica mostrou expressão negativa de tiroglobulina e TTF-1, marcadores típicos de carcinomas diferenciados da tiroide. Além disso, os marcadores neuroendócrinos (cromogranina, sinaptofisina e calcitonina) foram negativos. Por outro lado, observou-se positividade para CEA e p53, o que é compatível com a natureza epitelial e o potencial maligno do tumor. No pós-operatório imediato, a paciente apresentou paralisia do nervo laríngeo recorrente bilateral, com resolução parcial ao longo do tempo. Aos seis meses, recuperou a mobilidade completa da prega vocal esquerda, com paresia leve persistente à direita. Foi efectuada ablação com radioiodo (100 mCi de I-131) e os estudos de seguimento não revelaram evidência de doença recorrente ao fim de um ano.

O carcinoma mucoepidermóide esclerosante com eosinofilia (SMECE) é uma variante pouco comum do carcinoma da tiroide, frequentemente associada à tiroidite de Hashimoto. Esta entidade foi descrita pela primeira vez por Chan em 1991 e caracteriza-se por um estroma desmoplásico, infiltrado eosinofílico e ninhos de células epidermóides. A histogénese do SMECE permanece controversa, com teorias que sugerem origens no corpo ultimobranquial ou nas células foliculares da tiroide.

O nosso doente, com antecedentes familiares de tiroidite de Hashimoto, apresentou um nódulo na tiroide. O exame histopatológico revelou uma glândula tiroide com tiroidite linfocítica crónica e um nódulo bem circunscrito com caraterísticas consistentes com SMECE, incluindo um estroma desmoplásico, infiltrado eosinofílico e ninhos de células epidermóides. A coloração imuno-histoquímica foi negativa para tiroglobulina e TTF-1, mas positiva para p53 e CEA, apoiando uma origem de corpo ultimobranquial.

O tratamento da SMECE não está padronizado devido à sua raridade. A ressecção cirúrgica, incluindo tiroidectomia total e esvaziamento do pescoço, é normalmente recomendada. As terapias adjuvantes, como iodo radioativo, quimioterapia ou radioterapia, podem ser consideradas com base na extensão da doença e nos factores individuais do doente. No nosso caso, o doente foi submetido a tiroidectomia total e esvaziamento cervical modificado, seguido de terapêutica com iodo radioativo.

Embora o prognóstico a longo prazo do SMECE seja geralmente favorável, a natureza indolente deste tumor pode ser enganadora. Foram registadas invasões locais e metástases à distância, o que realça a necessidade de um acompanhamento cuidadoso a longo prazo. É necessária mais investigação para compreender melhor a patogénese, o tratamento ideal e os resultados a longo prazo do SMECE.

Tumores primários extratiroideus com metástases para a tiroide[1]

Caso 1: Um doente de 73 anos com antecedentes conhecidos de carcinoma renal de células claras apresentou metástases na tiroide 23 anos após o diagnóstico inicial. O doente sucumbiu a metástases pulmonares e ósseas cinco anos após a tiroidectomia. A histopatologia e a imunohistoquímica confirmaram a natureza metastática da lesão da tiroide, com um perfil consistente com carcinoma de células renais, incluindo positividade para CK7, TTF-1 e CD10 e negatividade para tiroglobulina e CK20.

Caso 2: Um doente de 70 anos com antecedentes de carcinoma renal de células claras desenvolveu metástases na tiroide nove anos após a nefrectomia. Após a tiroidectomia, o doente manteve uma boa resposta ao tratamento oncológico sistémico e continua sem doença oito anos após o procedimento.

Caso 3: Uma doente de 74 anos com antecedentes de carcinoma papilar do endométrio foi submetida a uma histerectomia total cinco anos antes. Faleceu oito meses após uma tiroidectomia total devido a extensão extratiroideia da neoplasia. O exame histopatológico revelou um adenocarcinoma da tiroide moderadamente diferenciado com padrão papilar e extensa necrose tumoral. A imuno-histoquímica confirmou a origem endometrial da metástase, mostrando positividade para citoqueratina 7, vimentina e recetor de progesterona, e negatividade para marcadores da tiroide.

Caso 4: Um doente de 77 anos de idade, do sexo masculino, com antecedentes de nefrectomia por carcinoma renal de células claras, apresentou-se oito anos mais tarde com um grande bócio com extensão mediastínica, necessitando de uma tiroidectomia. O exame patológico confirmou a presença de metástases de carcinoma renal de células claras.

As metástases da glândula tiroide de doenças malignas extra-tiróideas são pouco frequentes. Embora os estudos de autópsia tenham demonstrado uma incidência variável, a tiroide é um local relativamente pouco frequente de doença metastática. Os tumores primários mais comuns que metastizam para a tiroide incluem tumores malignos renais, pulmonares, da mama e do trato gastrointestinal. A experiência da nossa instituição alinha-se com estes achados, sendo o carcinoma de células renais o tumor primário mais frequente. A apresentação clínica é frequentemente inespecífica, com os doentes a apresentarem tipicamente um nódulo da tiroide. A biópsia aspirativa por agulha fina pode ser inconclusiva e pode ser necessário efetuar exames complementares de diagnóstico. O tratamento envolve normalmente a tiroidectomia total, com ou sem esvaziamento do pescoço, dependendo da extensão da doença.

Variante esclerosante difusa do carcinoma papilar da tiroide[1]

Um homem de 37 anos foi encaminhado para a nossa clínica com um nódulo palpável no pescoço com cerca de 6 meses de duração. Uma biopsia aspirativa com agulha fina efectuada noutro local sugeriu adenocarcinoma. O exame físico revelou linfadenopatia cervical bilateral. Outras investigações, incluindo uma ecografia e uma biopsia da tiroide, revelaram uma glândula tiroide heterogénea com um nódulo dominante e um diagnóstico de quisto coloide. Foi iniciada uma investigação exaustiva para determinar a malignidade primária.

As provas de função tiroideia e os marcadores tumorais estavam dentro dos limites normais, exceto no caso de anticorpos anti-tiroideia peroxidase elevados. Uma tomografia computorizada do pescoço, tórax e abdómen revelou linfadenopatia cervical bilateral. Um esvaziamento cervical subsequente revelou carcinoma papilar da tiroide metastático, o que levou a uma tiroidectomia total.

No pós-operatório, a doente foi submetida a terapêutica com iodo radioativo e foi acompanhada de perto. Apesar dos múltiplos tratamentos, registou-se uma linfadenopatia mediastínica persistente. O doente desenvolveu complicações, incluindo hipocalcemia e mixedema, que foram tratadas medicamente.

Tendo em conta o perfil metabólico do doente e os achados imagiológicos, foi feito o diagnóstico de síndrome metabólica. Após 8 anos de ausência de doença em todos os controlos de rotina, o doente apresentou um AVC hemorrágico associado a trombocitose secundária a leucemia aguda. O paciente faleceu 48 horas após o evento.

A variante esclerosante difusa do carcinoma papilar da tiroide é um subtipo mais agressivo, particularmente em doentes mais jovens. Ao contrário do carcinoma papilar clássico, que é mais comum nas mulheres, a variante esclerosante difusa apresenta uma distribuição mais equitativa entre os géneros. Apresenta-se frequentemente com uma glândula tiroide difusamente aumentada e está frequentemente associada a metástases nos gânglios linfáticos cervicais.

Estudos genéticos identificaram alterações específicas nos genes BRAF e RET/PTC, que podem contribuir para o comportamento agressivo deste tumor. Além disso, a desregulação da molécula CD44, envolvida na adesão e migração celular, tem sido implicada na patogénese do carcinoma papilar esclerosante difuso da tiroide.

É interessante notar que existe um número crescente de provas que associam este subtipo agressivo de cancro da tiroide à síndrome metabólica e à resistência à insulina. A resistência à insulina, uma condição caracterizada pela incapacidade do organismo para utilizar eficazmente a insulina, tem sido associada a um aumento do tamanho da glândula tiroide e a uma maior prevalência de nódulos da tiroide. Vários estudos sugerem que a insulina e os factores de crescimento semelhantes à insulina podem desempenhar um papel no desenvolvimento e na progressão do cancro da tiroide.

As alterações nas moléculas de adesão celular, como a beta-catenina, podem contribuir para o potencial invasivo e metastático do carcinoma papilar difuso esclerosante da tiroide. Estas moléculas desempenham um papel crucial na manutenção da adesão célula-célula e na prevenção da disseminação das células tumorais para outras partes do corpo.

Metástases císticas do carcinoma papilar da tiroide[1]

Caso 1: Uma mulher de 36 anos de idade apresentou-se em agosto de 2006 com uma massa quística de 8x6 cm na parte lateral do pescoço, que estava presente há dois anos. Não tinha antecedentes médicos significativos. As análises sanguíneas de rotina eram normais. Os exames de imagem revelaram uma lesão cística e a biópsia aspirativa com agulha fina foi negativa para malignidade. Foi efectuada uma ressecção cirúrgica e o relatório patológico revelou um carcinoma papilar da tiroide metastático. Foi efectuada uma cirurgia subsequente para completar uma tiroidectomia total com um esvaziamento cervical ipsilateral modificado, seguido da administração terapêutica de 100 mCi de I-131. Até à data, a doente permanece livre da doença e está a fazer terapêutica hormonal supressiva da tiroide.

Caso 2: Uma mulher de 42 anos apresentou-se em novembro de 2007 com uma massa quística de 10x10 cm na parte lateral do pescoço, que estava presente há três anos. Não tinha antecedentes médicos significativos. As análises sanguíneas de rotina eram normais. Os exames imagiológicos revelaram uma lesão cística e a biopsia aspirativa com agulha fina foi negativa para malignidade. Foi efectuada uma ressecção cirúrgica e o relatório patológico revelou um carcinoma papilar da tiroide metastático. Foi efectuada uma cirurgia subsequente para completar uma tiroidectomia total com um esvaziamento cervical ipsilateral modificado, seguido da administração terapêutica de 100 mCi de I-131. Até à data, a doente permanece livre da doença e está a fazer terapêutica hormonal supressiva da tiroide.

Embora a transformação cística possa ocorrer em metástases de vários tumores, o carcinoma de células escamosas e o carcinoma papilar da tiroide são os mais frequentemente diagnosticados em adultos jovens. Embora as massas císticas do pescoço representem frequentemente processos benignos, podem ocorrer lesões císticas malignas, principalmente de carcinomas orofaríngeos, de glândulas salivares ou, raramente, de carcinomas branquiogénicos primários. O carcinoma papilar da tiroide, que representa uma pequena percentagem de todas as neoplasias malignas, pode apresentar-se como linfadenopatia metastática solitária, massas parafaríngeas ou lesões císticas do pescoço. Quando um carcinoma da tiroide não é detectado por métodos de rotina e se apresenta como um gânglio linfático cervical metastático primário, é designado por carcinoma oculto. Os carcinomas micropapilares da tiroide, definidos como os que têm menos de 1 cm, podem metastizar para os gânglios linfáticos, por vezes com degeneração quística. O rápido crescimento dos gânglios linfáticos metastáticos pode levar à necrose liquefactiva central e à formação de cistos. A biópsia por aspiração com agulha fina produz frequentemente falsos negativos devido à baixa celularidade, sendo necessária uma biópsia excisional. A patogénese do carcinoma papilar da tiroide num quisto cervical deve-se provavelmente a metástases de um carcinoma primário da tiroide oculto.

Carcinoma papilar num quisto do ducto tiroglossal

Um homem de 40 anos apresentou uma massa cística infra-hioide na linha média, consistente com um quisto do ducto tiroglossal. As análises sanguíneas de rotina e os testes de função tiroideia eram normais. A ecografia revelou um quisto de 5 cm com projecções papilares numa das paredes. Foi efectuada uma excisão cirúrgica utilizando o procedimento de Sistrunk. A secção de congelação inicial sugeria um quisto tiroglossal, mas a patologia final revelou um carcinoma papilar no interior do quisto, com invasão capsular, mas sem evidência de disseminação extranodal. Foram subsequentemente efectuadas uma tiroidectomia total e um esvaziamento cervical. A glândula tiroide estava normal e não foram identificadas metástases nos gânglios linfáticos. No pós-operatório, o doente foi submetido a terapêutica com iodo radioativo e encontra-se atualmente em terapêutica de substituição hormonal da tiroide, com acompanhamento regular.

Os quistos do ducto tireoglosso são massas cervicais congénitas que podem ocasionalmente albergar tecido maligno, mais frequentemente o carcinoma papilar da tiroide. O diagnóstico de carcinoma num quisto tiroglossal pode ser difícil, uma vez que a aspiração com agulha fina produz frequentemente resultados não diagnósticos. O tratamento cirúrgico normalmente envolve um procedimento de Sistrunk, que envolve a remoção do cisto, do trato tireoglosso e da porção central do osso hioide. Embora alguns autores defendam a dissecção selectiva do pescoço, a tiroidectomia total é frequentemente realizada para facilitar o seguimento a longo prazo e melhorar a sobrevivência.

O último tumor invulgar que encontrei numa cirurgia

Carcinoma mucinoso da glândula tiroide com células em anel de sinete1

Uma mulher de 68 anos apresentou-se na clínica de Cirurgia de Cabeça e Pescoço com ligeira falta de ar, respiração ruidosa, rouquidão e um tumor grande e profundo no pescoço. Os exames imagiológicos revelaram um tumor maciço que envolvia a glândula tiroide e se estendia para os tecidos circundantes, comprimindo a traqueia e o esófago. Uma biopsia confirmou a presença de um tumor maligno indiferenciado. Foi planeada uma intervenção cirúrgica para remover a tiroide e colocar um tubo de respiração.

A história clínica da doente incluía problemas cardíacos, um pólipo benigno do cólon e tratamentos anteriores para o cancro da mama. Em 2000, foi submetida a uma cirurgia para remover uma parte da mama direita e os gânglios linfáticos próximos devido a um carcinoma ductal invasivo. Dezasseis anos mais tarde, desenvolveu um novo tumor da mama e foi submetida a uma nova cirurgia. A análise histológica deste tumor revelou um carcinoma lobular.

Durante a cirurgia atual, o tumor revelou-se extenso e inoperável. Retirámos uma porção do mesmo, realizámos uma traqueostomia e enviámos o tecido para ser examinado (Foto 1 A e B). A análise microscópica revelou um carcinoma mucinoso com células em anel de sinete, um tipo de cancro raro e agressivo. Apesar da recuperação inicial, a doente desenvolveu um coágulo sanguíneo no braço e acabou por sucumbir ao seu estado, sofrendo de uma embolia pulmonar maciça.

O carcinoma mucinoso da tiroide é uma neoplasia maligna rara caracterizada pela produção de muco nas células tumorais da tiroide. Embora o muco seja pouco frequente no tecido da tiroide, pode ocasionalmente ser encontrado em cancros da tiroide mais comuns.

Descrito pela primeira vez em 1976, o carcinoma mucinoso da tiroide é caracterizado por aglomerados de células tumorais rodeados por uma substância semelhante a muco. Este muco pode misturar-se com áreas de cancro da tiroide típico.

O sintoma mais comum é o aumento da glândula tiroide, embora também possa ocorrer dificuldade em falar ou respirar. Pensa-se que a produção de muco resulta do armazenamento anormal de tiroglobulina, um precursor da hormona da tiroide. Alguns especialistas sugerem que as células tumorais podem ter uma dupla capacidade de produzir muco e hormonas, à semelhança de certos tumores gastrointestinais. Outras teorias propõem que estes tumores podem surgir de restos embrionários ou de anomalias genéticas.

Embora o diagnóstico seja normalmente efectuado com base no aparecimento de células em anel de sinete em áreas cheias de muco, a presença de proteínas específicas também pode ajudar a confirmar o diagnóstico. Estas proteínas sugerem que o carcinoma mucinoso da tiroide tem origem nas células foliculares da tiroide.

É importante diferenciar o carcinoma mucinoso da tiroide dos cancros mucinosos metastáticos de outros órgãos, como o pulmão, a mama, o cólon ou o pâncreas. Os testes de imunohistoquímica podem ajudar a distinguir estes cancros.

No nosso caso, o número onze na literatura (Tabela 1), a imuno-histoquímica foi inconclusiva na determinação da origem do tumor. No entanto, os sintomas da doente, os exames imagiológicos e os achados histológicos apoiaram o diagnóstico de carcinoma mucinoso primário da tiroide.

As revisões da literatura referem que aproximadamente 80% dos casos de carcinoma mucinoso da tiroide envolvem metástases nos gânglios linfáticos, com alguns casos a espalharem-se também para outros órgãos. O prognóstico é geralmente mau, com uma eficácia limitada da radioterapia, quimioterapia ou terapia hormonal. As taxas de mortalidade são elevadas e a recorrência é comum.

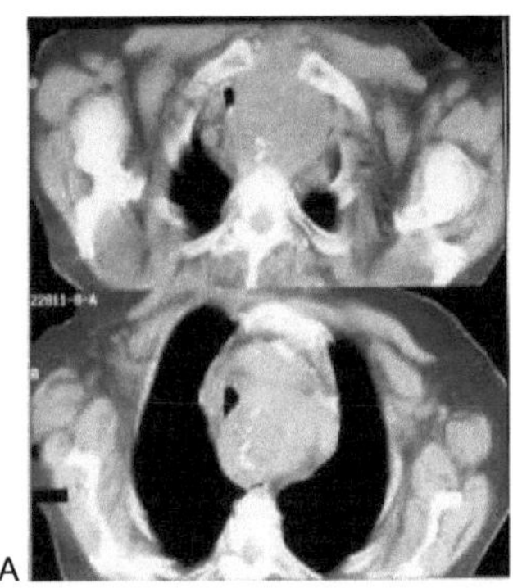

A

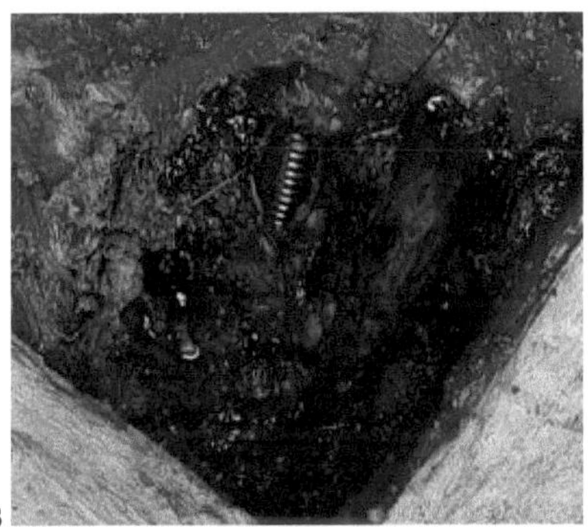

B

Foto 1 (A). Carcinoma mucinoso da glândula tiroide com células em anel de sinete. Tomografia computorizada e (B) infiltração da traqueia. Adaptado de D'Addino, J. .[1]

Case	Autors	A/G	Tumor size	Treatment	Metastasis	Follow up
1	Diaz-P et al (1976)	44/M	5x4x3 (R)	Hemi Th, then Total Th+ND	NM	7 Y, NED
2	Sobrinho S et al (1990)	50/M	6x6x2 (L)	Total Th+ND	LN(+), Lu(+), Spine(+)	1 Y, recurrence (H-Lu), Tx: RT y QT. 2 y, DOD
3	Cruz et al (1991)	32/F	6x2.5x1.5	Total Th+ND	LN(+), Lu(+), Sk(+)	2 M, recurrence (Th, Sk and Lu), Tx: I[131], RT y QT. 8 M, DOD
4	Kondo et al (2005)	82/F	3x2x2 (R)	Hemi Th+ND	LN(+), Sk(+)	2 Y, recurrence (LN y skin), Tx: Surgery, I[131]. 4 Y, DOD
5	D' Antonio et al (2007)	62/F	NM	Total Th+ND (incomplete)	LN(+)	6 M, DOD
6	Mnif et al (2013)	56/M	4x3x2 (L) 3x3x2 (L)	Total Th+ND (incomplete)	LN(+)	1 M, DOD
7	Matsuo et al (2016)	91/F	NM (R)	Hemi Th	LN(+)	10 M, recurrence (LN), Tx: re operation+ TSH supression. 6 Y, NED
8	Baija et al (2017)	76/M	3.5x2.5 (L)	Total Th+ND	LN(+), Lu(+)	4 M, DOD
9	Wang et al (2018)	76/F	5.8x4x2.5 (R) 2.2x1.5x0.8 (L)	Total Th+ND	LN(+)	9 M, DOD
10	Puerto L et al (2019)	80/F	NM	Total Th+ND	NM	6 M, NED
11	D'Addino et al (2022)	88/F	8x7x8	Parcial Th + tracheostomy	B(+)	12 days, DOD

[illegible]

Tabela 1. *Carcinomas mucinosos primários registados. Adaptado e modificado de D'Addino, J.,[1] e Wang, J. .[2]*

Casos de baixa incidência com caraterísticas clínicas atípicas

- Uma doente de 32 anos sofreu de COVID-19 duas vezes durante a pandemia. Posteriormente, começou a sentir deterioração cognitiva e perda de memória. Foi avaliada pela Neurologia e diagnosticada com encefalite glutamic acid decarboxylase (GADA) positiva. Durante o tratamento sintomático, uma PET scan revelou uma lesão metabolicamente ativa no mediastino ântero-superior. Foi submetida a cirurgia para biopsia desta lesão, que era compatível com uma metástase de carcinoma papilar da tiroide. Importa esclarecer que a doente não tinha antecedentes de tiroide e a ecografia mostrava apenas micronódulos isolados. Foi submetida a uma tiroidectomia total, tendo sido detectado um carcinoma papilar multicêntrico e metástases em 2 gânglios linfáticos cervicais. Atualmente, após receber uma dose de I-131, os seus níveis de tiroglobulina são normais e a cintigrafia cervical é negativa. Inicialmente, considerou-se um tumor tímico, uma síndrome paraneoplásica ou uma doença linfoproliferativa, mas o diagnóstico final foi um cancro da tiroide multicêntrico.

- Um doente do sexo masculino de 51 anos, previamente operado a um carcinoma renal de células claras, foi consultado devido a um nódulo solitário da tiroide com menos de 3 centímetros. Foi efectuada uma punção aspirativa com agulha fina, que resultou em Bethesda V, pelo que o doente foi programado para cirurgia. Durante a operação, foi encontrado um único nódulo que macroscopicamente infiltrava a cápsula da tiroide. Foi realizada tiroidectomia e a secção de congelação foi positiva para carcinoma papilar.

Dada a dimensão do tumor, optou-se por explorar as cadeias linfonodais, tendo sido ressecados vários gânglios linfáticos. O resultado definitivo da patologia indicava "carcinoma papilar variante clássico, não encapsulado, multifocal em ambos os lobos, o maior medindo 2,8 por 1,5, êmbolos angiolinfáticos presentes, índice mitótico 1 por 2 mm^2 , invasão da cápsula da tiroide com extensão aos tecidos peritiroideus, 4/5 gânglios linfáticos com metástases de carcinoma papilar. Estadiamento pT3b pN1a". Inicialmente, considerámos uma metástase de carcinoma de células renais devido à agressividade invulgar e à invasão extra-tiroideia observada durante a cirurgia, mas acabou por se revelar um carcinoma papilar clássico.

- Um doente de 36 anos, do sexo masculino, atleta, foi consultado devido ao rápido crescimento de um nódulo cervical no lobo direito da tiroide. Foi efectuada uma punção aspirativa com agulha fina que resultou em Bethesda IV. Sem outras lesões ecográficas no resto da tiroide, foi programada cirurgia. Durante o procedimento cirúrgico, observou-se uma infiltração grave dos músculos pré-tiroideus por um tumor da tiroide. Foi efectuada uma tiroidectomia com ressecção de tecidos moles e exploração de gânglios linfáticos. A secção de congelação foi positiva para carcinoma. Vale a pena mencionar que, durante a cirurgia, considerei que se tratava de uma variante de células altas ou de um carcinoma anaplásico, dada a infiltração muscular macroscópica, mas a patologia definitiva foi um carcinoma papilar com metástases nodulares.

- Uma doente de 29 anos, previamente submetida a uma quadrantectomia por cancro da mama há 2 anos, apresentou uma linfadenopatia supraclavicular homolateral. Foi efectuada uma biópsia aspirativa com agulha fina, com a presunção de metástases de cancro da mama. A biopsia revelou uma metástase de carcinoma papilar. Um exame de ultra-sons demonstrou uma tiroidite de Hashimoto bilateral, multimicronodular, juntamente com gânglios linfáticos cervicais bilaterais. A intervenção cirúrgica revelou um carcinoma papilar de 1 cm no lobo direito e um carcinoma papilar de 0,8 cm no lobo esquerdo, com metástases nodais bilaterais.

- Doente do sexo feminino, 59 anos, com antecedentes de hipertiroidismo há vários anos, tratada farmacologicamente com Methimazole. Nos últimos 6 meses, o seu hipertiroidismo agravou-se. A Endocrinologia pediu uma punção aspirativa com agulha fina de dois nódulos, ambos com menos de 1 cm, em ambos os lobos. A citologia foi compatível com Bethesda II. Passados 8 meses, o nódulo direito cresceu rapidamente, medindo 5 por 5 cm na ecografia. Dada a persistência de hipertiroidismo clínico e laboratorial (TSH < 0,01 uU/ml), foi efectuada nova punção aspirativa com agulha fina, resultando em Bethesda V. A doente foi referenciada para cirurgia. A intervenção cirúrgica revelou uma impressionante infiltração de toda a musculatura do plano pré-tiroideu, sendo necessária a sua ressecção com a peça cirúrgica. O tumor engolfou a veia jugular interna, necessitando de ser seccionado. Foi realizada tiroidectomia total e a secção de congelação foi compatível com carcinoma anaplásico da tiroide. A apresentação no contexto de tiroidite com hipertiroidismo grave e um crescimento tão agressivo, infiltrativo e abrupto em apenas alguns meses é invulgar. O resultado patológico final foi uma variante de células altas do carcinoma papilar (Foto 2).

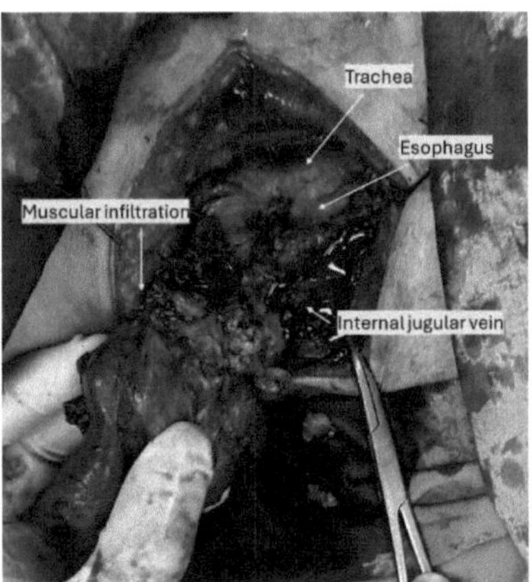

Foto 2: Carcinoma com infiltração muscular.

- Uma doente de 52 anos apresentou um nódulo da tiroide com 3x4 cm no lobo esquerdo da glândula tiroide. Foi submetida a cirurgia e confirmámos a infiltração extracapsular da tiroide com invasão muscular. Foi efectuada uma tiroidectomia total, seguida de uma dose de 100 mCi de I-131. A doente permaneceu livre de doença durante dois anos, até que uma ecografia de seguimento revelou um gânglio linfático submandibular do lado esquerdo; o resto do estudo não apresentava alterações. Foi efectuada uma biopsia aspirativa com agulha fina do nódulo linfático e o resultado histopatológico foi um carcinoma papilar metastático. Optou-se por uma intervenção cirúrgica com linfadenectomia cervical. Durante a cirurgia, foi encontrado o nódulo linfático submandibular de 1 cm no lado esquerdo, juntamente com vários outros não visualizados na ecografia anterior. Claramente, a ecografia não detectou vários gânglios linfáticos que foram identificados e removidos cirurgicamente. Estes gânglios foram confirmados como metastáticos, pondo em causa a sensibilidade da imagiologia no seguimento de doentes oncológicos, particularmente nos casos em que se considera a hemitiroidectomia e a vigilância ativa (Foto 2 e 3).

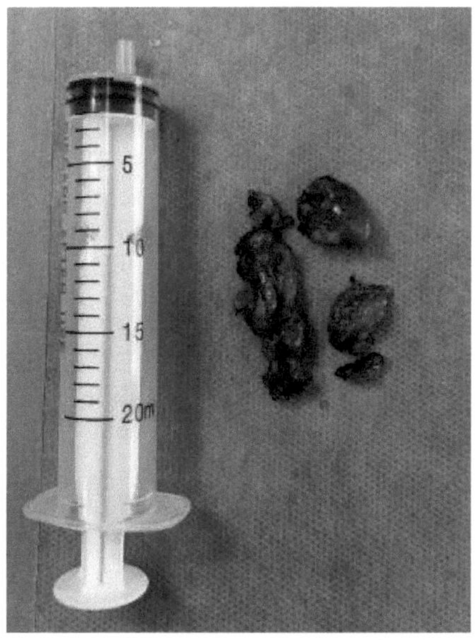

Foto 2. Dissecção de gânglio linfático cervical esquerdo para carcinoma papilar metastático.

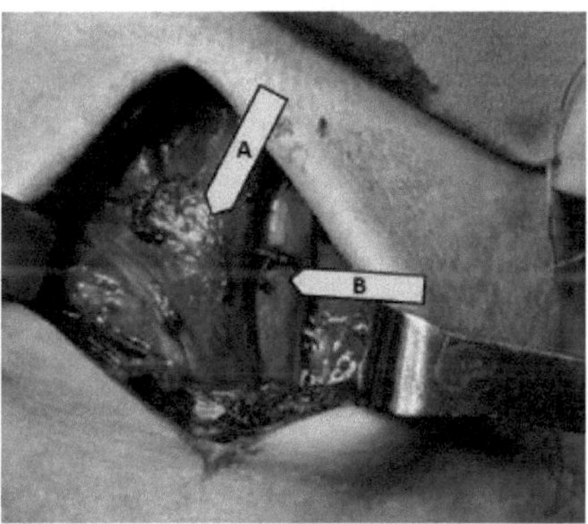

Foto 3. Esvaziamento do pescoço nos níveis II, III e V devido a gânglios linfáticos metastáticos. A: veia jugular interna - B: artéria carótida primitiva.

Bibliografia

Tumores pouco frequentes.

1. D'Addino, J., Grosso, C. Carcinoma de Tiroides Infrequentes. Revisión de la bibliografía y experiencia personal. (2017). Editorial Académica Española. ISBN 978-3-330-09897-8. Página 4-5.
2. Fletcher, C. Diagnóstico Histopatológico de Tumores. (2013). Elsevier Saunders. 4th Edition. 2(18):1177-1293
3. Braverman, L., Cooper, D. The Thyroid. Um texto fundamental e clínico. (2013). Lippincot Williams & Wilkins, uma empresa Wolters Kluwer. 10th Editions. 52:765-774
4. Ain, K. Unusual types of thyroid cancer. (2000). Rev Endocr Metab Disorders, 1:225-231
5. Jemal, A; Siegel, R; Xu, J; Ward, E. Estatísticas do cancro, (2010). Cancer J Clin, 6:277-300

Linfoma primário da tiroide.

1. D'Addino, J., Grosso, C. Carcinoma de Tiroides Infrequentes. Revisión de la bibliografía y experiencia personal. (2017). Editorial Académica Española. ISBN 978-3-330-09897-8. Página 32-33.
2. Onal, C; Li,Y; Miller, R; Poortmans, P; Constantinou N; Weber D; Atasoy B; Igdem S; Ozsahin M; Ozyar E. (2011). Resultados do tratamento e factores de prognóstico no linfoma primário da tiroide: um estudo de rede de cancro raro. Ann Oncol, 22:156-164
3. Chai, J., Hong, J., Koo, D., Yu, H., Lee, J., Kwon, H., Kim, S., Choi, J., Lee, K. (2015). Caraterísticas clínico-patológicas e resultados do tratamento de 38 casos de linfoma primário da tiroide: um estudo multicêntrico. Ann Surg Treat Res, 89:295-299
4. Pedersen, R., Pedersen, N. (1996). Linfoma não-Hodgkin primário da glândula tiroide: um estudo de base populacional. Histopatologia, 28:25-32
5. Walsh, S., Lowery, A., Evoy, D., McDermott, E., Prichard, R. (2013). Linfoma da tiroide: avanços recentes no diagnóstico e estratégias de gestão ideais. Oncologiste, 18(9):994-1003
6. Czopnik, P., Aporowicz, M., Niepokój-Czopnik, A., Wojtczak, B., Domoslawski, P., Bolanowski, M. (2017). Linfoma primário da tiroide: um diagnóstico raro, mas desafiador. Pol Arch Intern Med,127(5):361-364
7. Sander, R., Guerrero, V., Muñiz, G., Galindo, J. (2017). Linfoma B en glándula Tiroides: informe de un caso en paciente nonagenario. Rev Esp de Geriat y Geront, 52(2):59-11

8. AlZahrani, R., Algarni, M., Alhakami, H., AlSubayea, H., Alfattani, N., Guler, M., Satti, M. (2016). Histiocitose de células de Langerhans da tireoide e carcinoma papilar da tireoide. Gland Surg, 5(5):537-540
9. Patten, D., Wani, Z., Tolley, N. (2012). Histiocitose solitária de Langerhans da glândula tireoide: relato de caso e revisão da literatura. Patologia da Cabeça e Pescoço, 6(2):279-289
10. Braverman, L., Cooper, D. (2013). The Thyroid. Um texto fundamental e clínico. Lippincot Williams & Wilkins, uma empresa Wolters Kluwer. 10th Editions. 52:765-774
11. Fletcher, C. (2013). Histopatologia Diagnóstica de Tumores. Elsevier Saunders. 4th Edition. 2(18):1177-1293
12. Okamoto, A., Namura, K., Uchiyama, H., Kajita, Y., Inaba, T., Nakamura, S., Shimazaki, C. (2005). Linfoma não-Hodgkin de células T citotóxicas da glândula tiroide. Am J Hematol, 80:77-78
13. Egeler, R., van Halteren, A., Hogendoorn, P., Laman, J., Leenen, P. (2010). Histiocitose das células de Langerhans: dinâmica fascinante da linhagem de células dendríticas-macrófagos. Inmunol Rev, 234(1):213-232
14. Derringer, G., Thompson, L., Frommelt, R., Bijwaard, K., Heffess, C., Abbondanzo S. (2000). Linfoma maligno da glândula tiroide: um estudo clinicopatológico de 108 casos. Am J Surg Pathol, 24(5):623-639
15. Campo, E., Swerdlow, S., Harris, N., Pileri, S., Stein, H., Jaffe, E. (2011). A classificação de neoplasias linfóides da OMS de 2008 e mais além: conceitos em evolução e aplicações práticas. Sangue, 117:5019-5032

Angiossarcoma epitelioide da tiroide com metástases ósseas.

1. D'Addino, J., Grosso, C. Carcinoma de Tiroides Infrequentes. Revisión de la bibliografía y experiencia personal. (2017) Editorial Académica Española. ISBN 978-3-330-09897-8. Página 45-51.
2. Goldberg, H., Harvey, P. (1956). Squamous-cell cysts of the thyroid with special reference to the aetiology of squamous epithelium in the human thyroid. Br J Surg, 43:565-569
3. D'Addino, J., Canteros, G., Mayorga, H., Falcoff, N., Niepomniszcze, H. (2004). Angiosarcoma epitelioide de tiroides com metástase em hueso. Rev Arg Endocrinol Metab, 41(4):214-222
4. Fletcher, C. (2013). Histopatologia Diagnóstica de Tumores. Elsevier Saunders. 4th Edition. 2(18):1177-1293
5. Syed, M., Stewart, M., Syed, S., Dahill, S., Adams, C., Mclellan, D., Clark L. (2011). Carcinoma de células escamosas da glândula tiroide: doença primária ou secundária? J Laryngol & Otol, 125:3-9
6. Goldman, R. (1964). Carcinoma primário de células escamosas da glândula tiroide. Relato de um caso e revisão da literatura. Am Surg, 30:247-252
7. Suzuki, A .,Hirokawa, M., Takada, N., Higuchi, M., Yamao, N., Kuma, S., Daa, T., Miyauchi A. (2015). Significado diagnóstico de PAX8 no carcinoma de células escamosas da tiroide. Endocr J, 62(11):991-995

8. Navaratne, L., Mathew, R., Kousparos, G., McCombe, A. (2017). O manejo do paraganglioma primário da tireoide localmente invasivo: Um relato de caso e revisão da literatura. Head Neck Pathol, 11(2):139-145
9. Cho, J., Woo, S., Park, J., Kim, M., Jeong, H. (2014). Carcinomas primários de células escamosas na glândula tireoide: uma meta-análise de data de participante individual. Cancer Med, 3(5):1396-1403
10. von Dobschuetz, E., Leijon, H., Schalin-Jäntti, C., Schiavi, F., Brauckhoff, M., Peczkowsaka, M., Spiazzi, G., Demattè, S., Cecchini, M., Sartorato, P., Krajewska, J., Hasse-Lazar, K., Roszkowska-Purska, K., Taschin, E., Malinoc, A., Akslen, L., Arola, J., Lange, D., Fassina, A., Pennelli, G., Barbareschi, M., Luettges, J., Prejbisz, A., Januszewicz, A., Strate, T., Bausch, B., Castinetti, F., Jarzab, B., Opocher, G., Eng, C., Neumann, H. (2015). Um estudo baseado em registos de paraganglioma da tiroide: caraterísticas histológicas e genéticas. Endocr Relat Cancer, 22:191-204
11. Thompson, L., Rosai, J., Heffess, C. (2000). Teratomas primários da tiroide. Um estudo clinicopatológico de 30 casos. Cancro, 88(5):1149-1158
12. Djalilian, H., Linzie, B., Maisel, R. (2000). Teratoma maligno da tiroide: revisão da literatura e relato de um caso. Am J Otolanryngol, 21(2):112-115
13. Lam, K., Lui, M., Lo, C. (2001). Cytokeratin expression profiles in thyroid carcinomas. Eur J Surg Oncol, 27:631-635
14. Bula, G., Waler, J., Niemiec, A., Trompeta J., Steplewska, K., Gawrychowski, J. (2008). Tumores malignos invulgares da tiroide. Um estudo clínico de 20 casos. Ata Chir Belg,108(6):702-707
15. Petronella, P., Scorzelli, M., Luise, R., Iannaci, G., Sapera, P., Ferretti, M., Costanzo, R., Freda, F., Canonico, S., Rossiello, R. (2012). Angiossarcoma primário da tiroide: uma localização invulgar. World J. Surg. Oncol,10:73-78
16. Sahin, M., Vural, A., Yüce I., Çağlı, S., Deniz, K., Güney, E. (2016). Leiomiossarcoma de tireoide: apresentação de dois casos e revisão da literatura. Braz J Otorhinolaryngol, 82(6):715-721
17. Goh, S., Chuah, K., Goh, H., Chen, Y. (2003). Dois casos de angiossarcoma epitelioide envolvendo a tiroide e uma breve revisão do angiossarcoma epitelioide não-alpino da tiroide. Arch Pathol Lab Med, 127(2):E70-E73
18. Kalitova, P., Plzak, J., Kodet, R., Astl, J. (2009). Angiossarcoma da tiroide. Eur Arch Otolaringol, 266:903-905
19. Collini, P., Barisella, M., Renne, S., Pizzi, N., Mattavelli, D., Stacchiotti, S., Mattavelli, F. (2016). Angiossarcoma epitelioide da glândula tireoide sem metástases à distância no diagnóstico: relato de seis casos com um longo acompanhamento. Virchows Archiv, 2469(2):223-232
20. Mizuchi,, Y; Yamamoto H; Nakamura, K; Shirahane, K; Souzaki, M; Tanaka, M; Oda, Y. (2014) Tumor fibroso solitário da glândula tiroide. Med Mol Morphol, 47:117-122

O carcinoma anaplásico como uma desdiferenciação do carcinoma papilar clássico.

1. D'Addino, J., Grosso, C. Carcinoma de Tiroides Infrequentes. Revisión de la bibliografía y experiencia personal. (2017). Editorial Académica Española. ISBN 978-3-330-09897-8. Página 15-23.
2. Fletcher, C. Diagnóstico Histopatológico de Tumores. (2013). Elsevier Saunders. 4th Edition. 2(18):1177-1293
3. Chan, J., Albores-Saavedra, J., Battifora, H., Carcangiu, M., Rosai, J. (1991). Carcinoma mucoepidermóide esclerosante da tiroide com eosinofilia. Uma malignidade distinta de baixo grau que surge dos folículos metaplásicos da tiroidite de Hashimoto. Am J Surg Pathol,15:438-448
4. Braverman, L., Cooper, D. The Thyroid. Um texto fundamental e clínico. (2013) Lippincot Williams & Wilkins, uma empresa Wolters Kluwer. 10th Editions. 52: 765-774
5. Geisinger, K., Steffe, C., Mc Gee, R., Woodruff, R., Buss, D. (1998). As caraterísticas citomorfológicas do carcinoma mucoepidermóide esclerosante da tiroide com eosinofilia. Am J Clin Pathol,109:294-301
6. Hunt, J. (2005). Tumores invulgares da tiroide: uma revisão do diagnóstico patológico e molecular. Expert Rev Mol Diagn, 5(5):725-734
7. Krulin, B., Čupic, H., Bedekovic, V., Petric, V., Ivkić, M., Belieza, M. (2000). Carcinoma mucoepidermóide primário da tireoide com comportamento agressivo. Relato de caso. Ata Clin Croat, 39:83-87
8. Nafaust, J., Shehadeh, M., Vernick, J., Lonardo, F. (2004). Carcinoma mucoepidermóide esclerosante com eosinofilia da tiroide: Um relato de caso e revisão da literatura. Am J Otolaryngol, 25(1):48-53
9. Bertolino, M., Avila, R., Wyse, E., Wior, M. (2015). Carcinoma Mucoepidermoide de tiroides. Reporte de un caso. Rev Arg Endocrinol Metab, 52:194-197
10. Ain, K. (1998). Carcinoma anaplásico da tiroide: comportamento, biologia e abordagens terapêuticas. Tiroide, 8:715-726.
11. Volante, M., Collini, P., Nikiforov, Y., Sakamoto, A., Kakudo, K., Katoh, R., Lloyd, R., LiVolsi, V., Papotti, M., Sobrinho-Simoes, M., Bussolati, G., Rosai, J. (2007). Carcinoma da tiroide pouco diferenciado: A proposta de Turim para a utilização de critérios de diagnóstico uniformes e uma abordagem de diagnóstico algorítmica. Am J Surg Pathol, 31:1256-1264
12. Xu, B., Ghossein, R. (2017). Evolução da classificação histológica das neoplasias da tiroide e seu impacto no manejo clínico. Eur J Surg Oncol, 2017;doi.org/10.1016/j.ejso.05.002
13. Sasanakietkul, T., Murtha, T., Javid, M., Korah, R., Carling T. (2017). Modificações epigenéticas no câncer de tireoide pouco diferenciado e anaplásico. Endocrinologia Molecular e Celular, doi: 10.1016/j.mce.2017.05.022
14. Win, T., Othman, N., Mohamad, I. (2017). Carcinoma de tireoide pouco diferenciado: um estudo clinicopatológico de base hospitalar e revisão da literatura. Indian J Pathol Microbiol, 60(2):167-171
15. Yasuoka, H., Nakamura, Y., Hirokawa, M., Yoshida, K., Anno, K., Tori M., Tsujimoto M. (2017). BMC Clinical Pathology, 17:9-13

16. Kondo, T. (2005). Carcinoma mucinoso da tiroide: relato de um caso com estudos imunohistoquímicos. Human Pathol, 36:698-701
17. Schlumberger, M., Pacini, F. (2006). Tumores da Tiroide. Edições Núcleon. 3rd Edition.17:301-312
18. Zivaljevic, V., Vlajinac, H., Marinkovic, J., Kalezic, N., Paunovic, I., Diklic, A. (2008). Estudo de caso-controlo do cancro anaplásico da tiroide: doentes com bócio como controlo. Eur J Cancer Prev,17(2):111-115
19. Ozaki, O., Ito, K., Mimura, T., Sugino, K. (1999). Anaplastic transformation of papillary thyroid carcinoma in recurrent disease in regional lymph nodes: a histologic and immunohistochemical study. J Surg Oncol, 70:45-8
20. Geisinger, K., Steffe, C., Mc Gee, R., Woodruff, R., Buss, D. (1998). As caraterísticas citomorfológicas do carcinoma mucoepidermóide esclerosante da tiroide com eosinofilia. Am J Clin Pathol, 109:294-301
21. Chandrakanth, A., Shaha, A. (2006). Anaplastic Thyroid carcinoma: Biologia, patogénese, factores de prognóstico e abordagens de tratamento. Revisão educacional. Ann Surg Oncol, 13(4):453-464
22. Ragazzi, M., Ciarrocchi, A., Sancisi, V., Gandolfi, G., Bisagni, A., Pianna, S. (2014). Artigo de revisão. Atualização sobre carcinoma anaplásico da tireoide: caraterísticas morfológicas, moleculares e genéticas do câncer de tireoide mais agressivo. Int J Endocrinol, 2014:790-834
23. Baloch, Z., Solomon, A., LiVolsi, V. (2000). Carcinoma mucoepidermóide primário e carcinoma mucoepidermóide esclerosante com eosinofilia da glândula tiroide: relato de nove casos. Patologia Moderna, 13(7):802-807
24. Shehadeh, N., Vernik, J., Lonardo, F., Madan, S., Jacobs, J., Yoo, G., Kim, H., Ensley, J. (2004). Carcinoma mucoepidermóide esclerosante com eosinofilia da tiroide: relato de caso e revisão da literatura. Am J Otolaryngol, 25:48-53
25. Shah, A., La Fortune, K., Miller, C., Mills, S., Baloch, Z., LiVolsi, V., Dacic, S., Mahaffey, A., Nikiforova, M., Nikiforov, Y., Seethala, R. (2016). Carcinoma mucoepidermóide esclerosante da tireoide com eosinofilia: uma análise clinicopatológica e molecular de uma entidade distinta. Patologia Moderna, 30(3);329-339
26. D'Addino, J., Pigni M., Niepomniszcze, H., Renau, R., Siguelboim, D. (2008). Carcinoma mucoepidermoide esclerosante com eosinofilia da glândula tiroide. Comunicación de un caso. Rev Arg Cirugía, 95(1-2):15-17
27. DeLellis, R., Lliyd, R., Heitz, P., Eng, C., editores. (2004). Classificação de Tumores da Organização Mundial de Saúde. Patologia e Genética dos Tumores dos Órgãos Endócrinos. Lyon IARC Press,106-108
28. Matsuo, M., Tuneyoshi, M., Mine, M. (2016). Carcinoma mucinoso primário com células rabdóides da glândula tireoide: um relato de caso. Diagn Pathol, 10(11):48-52
29. Bajja, M., Benassila, F., Abada, R., Mahtar, M., Chadli, A. (2017). Carcinoma mucinoso da tireoide: Um relato de caso e revisão da literatura. Ann Endocrinol (Paris), 78(1):70-73
30. Novelli, J., Sánchez, A. (2007). Seguimiento en el cáncer de tiroides. UNR Editora. 21:339-350

31. Begum, S., Rosenbaum, E., Henrique, R., Cohen, Y., Sidransky, D., Westra, W. (2004). Mutações BRAF no carcinoma anaplásico da tiroide: implicações para a origem do tumor, diagnóstico e tratamento. Patologia Moderna, 17:1359-1363
32. Rosai, J. (2011). Patologia Cirúrgica. 10th Edition. Elsevier. 9:487-564

Tumores primários extratiroideus com metástases para a tiroide.

1. D'Addino, J., Grosso, C. Carcinoma de Tiroides Infrequentes. Revisión de la bibliografía y experiencia personal. (2017). Editorial Académica Española. ISBN 978-3-330-09897-8. Página 56-59.
2. Fletcher, C. (2013). Histopatologia Diagnóstica de Tumores. Elsevier Saunders. 4th Edition. 2(18):1177-1293
3. D'Addino, J., Canteros, G., Mayorga H., Falcoff, N., Niepomniszcze, H. (2005). Metástasis de carcinoma papilar tipo endometroide de útero en glándula tiroides. Rev Cirujano General de la Asociac Mexicana de Cirugía, 27:324-327
4. Nixon, I., Coca-Pelaz, A., Kalera, A., Triantafyllou, A., Angelos, P., Owen, R., Rinaldo, A., Shaha, A., Silver, C., Ferlito, A. (2017). Metástase na glândula tireoide: uma revisão crítica. Ann Surg Oncol, 24:1533-1539
5. Braverman, L., Cooper, D. (2013). The Thyroid. Um texto fundamental e clínico. Lippincot Williams & Wilkins, uma empresa Wolters Kluwer. 10th Editions. 52:765-774
6. Cordes, M., Kuwert, T. (2014). Metástases de tumores não tireoidianos para a glândula tireoide: uma pesquisa regional no meio da Francônia. Exp Clin Endocrinol Diabetes, 5:273-276
7. D'Addino, J., Pigni, M., Zamora, M., Corradetti, S. (2016). Metástase em tiroides de tumores primários extratiroideos. Rev Argent Cirug, 108(4):193-195
8. Ramirez-Plaza, C., Dominguez-López, M., Blanco-Reina, F. (2015). Metástase tireoidiana como apresentação inicial de carcinoma renal de células claras. Int J Surg Case Rep, 10:101-3
9. Mirallie, E., Rigaud, J., Mathonnet, M., Gibelin, H., Regenet, N., Hamy, A., Bretagnol, F., de Calan, L., Le Nee, J., Kraimps, J. (2005). Gestão e prognóstico de metástases para a glândula tiroide. J Am Coll Surg, 200: 203-207
10. Zund, S., Pérez Irigoyen, C., Beraún, J., Fischer, G., Castelletto, E. (2007). Metástasis metacrónica de carcinoma renal en glándula tiroides. Rev Arg Cirug, 92(5-6):203-205

Variante esclerosante difusa do carcinoma papilar da tiroide.

1. D'Addino, J., Grosso, C. Carcinoma de Tiroides Infrequentes. Revisión de la bibliografía y experiencia personal. (2017). Editorial Académica Española. ISBN 978-3-330-09897-8. Página 4-5.
2. D'Addino, J., Pigni, M., Siguelboim, D., Niepomniszcze, H. (2012). Carcinoma papilar tiroideo variante esclerosante difuso. Rev Arg End y Metab, 49:77-81
3. Sari, R., Balci, M., Altunbas, R., Karayalcin, U. (2003). O efeito do peso corporal e da perda de peso no volume e função da tiroide em mulheres obesas. Clin Endocrinol, 59:258-262
4. Kowalski, L., Novelli, J. (2010). Carcinoma papilar de tiroides. Ed. UNR. 6 : 73-76
5. Malaguarnera, R., Frasca, F., Garozzo, A., Giant, F., Pandini, G., Vella, V., Vigneri, R., Belfiore, A. (2011). Isoformas do Recetor de Insulina e Recetor do Fator de Crescimento Semelhante à Insulina em Precursores de Células Foliculares Humanas de Cancro Papilar da Tiroide e Tiroide Normal. JCEM, 96(3):766-774
6. Sheu, S., Schwertheim, S., Worm, K., Graabellus, F., Werner Schmid, K. (2007). Variante esclerosante difusa do carcinoma papilar da tiroide: ausência de mutação BRAF mas ocorrência de rearranjos RET/PTC. Patologia Moderna, 20:779-787,
7. Vrabie, C., Terzea, D., Petrescu, A., Wallwe, M. (2009). A análise histopatológica da variante esclerosante difusa do carcinoma papilar da tiroide: uma forma distinta e rara. Jornal Romeno de Morfologia e Embriologia, 50(4):743-748
8. Ayturk, S; Gursoy, A; Kut, A; Anil, C; Nar, A; Bascil Tutuncu, N. (2009). A síndrome metabólica e os seus componentes estão associados ao aumento do volume da tiroide e à prevalência de nódulos numa área com deficiência moderada a moderada de iodo. Eur J Endocrinol, 161:599-605
9. Romero, A., Meza, I. (2010) Carcinoma papilar de tiroides, variante esclerosante difusa: um subtipo histológico de difícil diagnóstico. Rev Colomb Cancerol ,14(4): 240-244
10. Kim, H., Han, B., Shin, J., Sung, C., Oh, Y., Song, S. (2010). Carcinoma papilar da tiroide de uma variante esclerosante difusa: monitorização ustrasonográfica de uma glândula tiroide normal até à formação de massa. Korean J Radiol, 11(5): 579-82

Metástases císticas de carcinoma papilar da tiroide.

1. D'Addino, J., Grosso, C. Carcinoma de Tiroides Infrequentes. Revisión de la bibliografía y experiencia personal. (2017) Editorial Académica Española. ISBN 978-3-330-09897-8. Página 4-5.
2. Sidhu, S., Lioe, Y., Clement, B. (2005). Carcinoma papilar da tiroide em quisto lateral do pescoço. Tumor primário perdido ou carcinoma ectópico da tiroide num quisto branquial? J. Laryngol Pathol, 114:716-718.
3. Hedinger, C. (1998). Na Classificação Histológica Internacional de Tumores da OMS. 2ª ed. Berlim: Springer, 9-11.

4. Arem, R., Podayatty, S., Saliby, A., Sherman, S. (1999). Thyroid microcarcinoma: prevalência, prognóstico e gestão. Endocr Pract, 5:148-56.
5. Zimmermann, C., von Domarus, H., Moubayed, P. (2002). Carcinoma no local em um cisto cervical lateral. Head and neck, 24:965-9.
6. Levi, I., Barki, Y., Tovi, F. (1992). Metástases císticas do pescoço de adenocarcinoma oculto da tiroide. Am J Surg, 163:298-30
7. Torres Morientes, L., Tavárez Rodríguez, J., Mena Domínguez, E., Bauer, M., Benito Orejas, J., Morais Pérez, D. (2012). Metástasis quística papilar versus carcinoma tiroideo ectópico em um quiste branquial. Rev. Soc, Otorrinolaringol. Castilla Leon Cantav. La Rioja, 3(20):190-193
8. Seven, H., Gurkan, A., Cinas, V. (2004). Incidência de metástases ocultas de carcinoma da tiroide em cisto lateral. An. J. Otolaryngol, 25:11-7.
9. Frierson, H. Jr. (1996). Cisto da cabeça e pescoço amostrado por aspiração com agulha fina: fontes de dificuldade diagnóstica. Am J Clin Pathol, 106:615-9

Carcinoma papilar num quisto do ducto tiroglossal.

1. Moncet, D., Manavela, M., Cross, G., Cazado, E., Soutelo, J., Elsner, B., Niepomniszcze, H., (2001). Carcinoma papilar em quisto do ducto tiroglossal. Relato de caso. Endoc Practice, 7(6):463-466
2. Weiss, S., Orlich, C. (1991). Carcinoma papilar primário de um cisto do ducto tireoglosso: relato de um caso e revisão da literatura. Br J Surg, 78:87-89
3. Fernandez, J., Ordoñez, N., Schultz, P., Samaan, N., Hickey, R., (1991).Thyroglossal duct carcinoma (with discussion). Cirurgia, 110:928-935
4. Joseph, Y., Komorowski, R., (1975). Thyroglossal dict carcinoma. Hum Pathol, 6:717-729
5. Kennedy, T., Whitaker, M., Wadith, G. (1998). Thyroglossal duct carcinoma: a rational approach to management. Laryngoscope, 108:1154-1158
6. LiVolsi, V., Perzin, K., Savetsky, L. (1974). Carcinoma que surge na tiroide ectópica mediana (incluindo tecido do ducto tireoglosso) Cancro, 34:1303-1315
7. Bhagavan, B., Rao, D., Weinberg, T. (1970). Carcinoma do cisto do ducto tireoglosso: relatos de casos e revisão da literatura. Cirurgia, 67:281-292
8. Walton, B., Koch, K. (1997). Apresentação e tratamento de um ducto tiroglossal com um carcinoma papilar. South Med, J 90:758-761
9. Ellis, P., Van Nostrand, A. (1997). A anatomia aplicada dos remanescentes do trato tiroglossal. Laryngoscope, 87(5Pt1):765-770

Carcinoma mucinoso da glândula tiroide com células em anel de sinete.

1. D'Addino, J., Benites, S., Leal, M., Grosso, C., Di Camilo, N. (2022). Carcinoma mucinoso da glândula tireoide com células em anel de sinete. Revista Mexicana de Oncologia, 21(supl): 67-71 DOI:

10.24875/j.gamo.22000091 https://www.gamo-smeo.com/frame_eng.php?id=302

2. Wang, J., Guli, Q., Ming, X., Zhou, H., Cui, Y., Jiang, Y., Zhang, D., Liu, Y. (2018). Carcinoma mucinoso primário da glândula tireoide com diferenciação proeminente de células em anel de sinete: relato de caso e revisão da literatura. OncoTargets and therapy, 11: 1521-1528. DOI: 10.2147/OTT.S158975
3. Kondo, T., Kati, K., Nakazawa, T., Miyata, K., Murata, S., Katoh, R., (2005). Carcinoma mucinoso (carcinoma pouco diferenciado com extensa deposição de mucina extracelular) da tiroide: relato de um caso com estudos imunohistoquímicos. Hum Pathol, 36(6):698-701 DOI: 10.1016/j.humpath.2005.04.012
4. Diaz-Perez, R., Quiroz, H., Nishiyama, R. (1976). Adenocarcinoma mucinoso primário da glândula tiroide. Cancro, 38:1325-7. DOI: org/10.1002/1097-0142(197609)38:3<1323::AID-CNCR2820380335>3.0.CO;2-B
5. Mnif, H., Chakroun, A., Charfi, S., Ellouze, S., Ghorbel, M., Sallemi-Boudawara, T. (2013). Carcinoma mucinoso primário da glândula tireoide relato de caso com revisão da literatura. Pathologica, 105(4):128-131. ISSN 0031-2983
6. Puerto Lorenzo, J., Torres Aja, L., Cabanas Rojas, E. (2019). Carcinoma de tiroides. Presentación de un caso y revisión de la literatura. Rev Finlay, 9(3):232-236 ISSN 2221-2434
7. Lloyd, R., Osamura, R., Klöppel, G., Rosai, J. (2017). Organização Mundial de Saúde, Agência Internacional de Investigação do Cancro. Classificação da OMS de Tumores de Órgãos Endócrinos. Lyon: IARC, (4),10:65-142. ISBN-13 (Livro impresso) 978-92-832-4493-6
8. Squillaci, S., Pitino, A., Spairani, C., Ferrari, M., Carlon, E., Cosimi, M. (2016). Variante mucinosa do carcinoma folicular da glândula tireoide: Relato de caso e revisão da literatura. In J Surg Pathol, 24(2):170-6 doi: 10.1177/1066896915617026
9. Biéche, I., Ruffet, E., Zweibaum, A., Vildé, F., Lidereau, R., Franc, B. (1997). MUCI mucin gene, transcripts, and protein in adenomas and papillary carcinomas of the thyroid. Tiroide, 7:725-731 doi: 10.1089/thy.1997.7.725
10. Bajja, M., Benassila, F., Abada, R., Mahtar, M., Chadli, A. (2017). Carcinoma mucinoso da tireoide: Um relato de caso e revisão da literatura. Annales d'endocrinologie, 78(1):70-73. DOI: 10.1016/j.ando.2016.02.007

Que outras modalidades de tratamento estão disponíveis para o cancro da tiroide?

Os recentes avanços no tratamento do cancro da tiroide incluem novas terapias medicamentosas. A terapêutica pós-cirúrgica com iodo radioativo demonstrou melhorar a sobrevivência global em doentes de alto risco. Além disso, os inibidores anti-angiogénicos da multiquinase e as terapias orientadas para alterações genéticas específicas estão a emergir como tratamentos promissores para o cancro da tiroide metastático .[1]

A complexidade do cancro da tiroide avançado tem impulsionado uma investigação intensiva para desenvolver tratamentos mais eficazes[1] . Nos últimos anos, assistiu-se a um avanço notável nas opções terapêuticas, com a aprovação de múltiplos inibidores da cinase e a exploração de outras moléculas que visam diversas vias moleculares[2] . Embora os inibidores anti-angiogénicos de múltiplas quinases tenham sido fundamentais, uma abordagem personalizada ganhou proeminência com o desenvolvimento de terapias orientadas para alterações genéticas específicas, como as mutações BRAF (B-Raf proto-oncogene, serina/treonina quinase) e as fusões NTRK (Neurotrophic Recetor Tyrosine Kinase). À medida que a nossa compreensão da biologia tumoral se aprofunda, novas estratégias terapêuticas, incluindo a imunoterapia, oferecem esperança aos doentes com cancro da tiroide avançado .[2]

Os novos medicamentos em investigação para o tratamento do cancro da tiroide incluem: Axitinib, Cabozantinib, Dabrafenib (frequentemente combinado com Trametinib), Everolimus, Lenvatinib, Larotrectinib, Pazopanib, Sorafenib, Sunitinib, Vandetanib e Vemurafenib. Estes medicamentos têm como alvo vias moleculares específicas envolvidas no crescimento do cancro da tiroide .[2]

De acordo com estudos publicados[3] , o sorafenib demonstrou uma melhoria significativa da sobrevivência sem progressão em comparação com o placebo em doentes com cancro diferenciado da tiroide refratário ao iodo radioativo. Estas provas apoiam o sorafenib como uma nova opção terapêutica .[3]

O sorafenib, um inibidor da multiquinase (MKI) aprovado para o carcinoma primário avançado das células renais e para o cancro primário avançado do fígado, foi recentemente autorizado por várias agências internacionais de saúde como o primeiro MKI disponível para o cancro diferenciado da tiroide avançado, progressivo e refratário ao iodo. O sorafenib tem como alvo o C-RAF, o B-RAF e vários receptores[3,4] . Ao inibir múltiplos alvos moleculares, o sorafenib pode reduzir o crescimento tumoral, as metástases e a angiogénese, bem como suprimir os mecanismos que protegem as células tumorais da morte celular programada .[4]

O cabozantinib demonstrou ser altamente eficaz no tratamento do cancro da tiroide refratário ao iodo radioativo, de acordo com vários estudos publicados[5] . As revisões da literatura demonstraram o potencial da combinação de sorafenib e onalespib, uma vez que os estudos in vitro realizados com linhas celulares de cancro da tiroide papilar e anaplásico revelaram uma inibição significativa do crescimento tumoral .[6]

Os inibidores múltiplos da cinase, como o sorafenib e o lenvatinib, foram aprovados pela Food and Drug Administration (FDA) em 2013 .[6]

A refractariedade ao iodo radioativo é definida pela progressão persistente da doença apesar da terapêutica máxima com iodo radioativo. A FDG-PET/CT (Tomografia Computorizada por Emissão de Positrões de Fluorodeoxiglucose) é essencial para detetar doença residual ou recorrente[8] . Os inibidores da tirosina quinase surgiram como uma nova estratégia terapêutica para doentes com cancro da tiroide avançado e refratário ao iodo radioativo. Embora estes agentes tenham demonstrado benefícios clínicos, estão associados a uma série de efeitos adversos, incluindo diarreia, fadiga e hepatotoxicidade. A seleção do tratamento é individualizada com base nas caraterísticas do tumor e em factores específicos do doente .[8,9]

Uma compreensão abrangente do perfil de segurança dos novos agentes é crucial para tomar decisões terapêuticas informadas em doentes com cancro da tiroide avançado .[10]

Para além das intervenções farmacológicas, as técnicas ablativas percutâneas desenvolveram-se como opções de tratamento promissoras para os nódulos da tiroide. Inicialmente limitadas a lesões benignas, estas técnicas foram alargadas a tumores malignos da tiroide, particularmente aqueles com acessibilidade cirúrgica limitada[11] . A literatura publicada descreve a utilização da ablação por etanol, bem como várias modalidades de ablação térmica, incluindo radiofrequência, laser, micro-ondas e ultra-sons focalizados de alta intensidade .[11]

A ablação por radiofrequência (RFA) emergiu como uma técnica percutânea fiável e segura para o tratamento de distúrbios da tiroide e da paratiroide[12] . Desde a sua aplicação inicial em 2012, a RFA sofreu avanços tecnológicos substanciais, permitindo a sua utilização num espetro mais alargado de cenários clínicos. Ao fornecer energia de radiofrequência aos tecidos visados, a RFA oferece uma abordagem minimamente invasiva com perfis de eficácia e segurança favoráveis .[11,12]

A ablação térmica surgiu como uma alternativa minimamente invasiva segura e eficaz à cirurgia para o tratamento de nódulos da tiroide[13] . Embora a injeção percutânea de etanol seja adequada para lesões císticas, as técnicas de ablação térmica, incluindo a ablação por laser e radiofrequência, oferecem uma eficácia superior para os nódulos sólidos. Estes procedimentos permitem uma monitorização em tempo real, uma orientação precisa e uma rápida redução do volume tumoral. No entanto, a ablação térmica está associada a potenciais complicações, tais como danos no nervo laríngeo recorrente, nas glândulas paratiróides e na cadeia simpática, o que exige uma seleção cuidadosa dos doentes e conhecimentos especializados sobre o procedimento .[13,14]

A falta de meta-análises comparativas impede conclusões definitivas relativamente à eficácia superior a longo prazo dos diferentes elementos de ablação. Os estudos existentes relatam consistentemente resultados favoráveis e taxas de complicações reduzidas associadas aos procedimentos de ablação em comparação com a ressecção cirúrgica .[15-18]

Na minha opinião, para os casos de carcinomas agressivos, recidivantes ou metastáticos, especialmente em doentes que já foram submetidos a uma tiroidectomia em que os planos cirúrgicos estão perdidos e a reoperação é muito arriscada, deveríamos considerar oferecer uma abordagem multidisciplinar. O oncologista poderia avaliar a possibilidade de utilizar fármacos inibidores da multiquinase ou, em conjunto com a equipa de ecografia e radiologia de intervenção, poderíamos utilizar a ablação térmica. A tireoidectomia, com ou sem dissecção linfonodal, é a abordagem cirúrgica preferencial, mas temos outras alternativas terapêuticas que complementam, e não contradizem, o procedimento cirúrgico.

Bibliografia

1. Boucai, L., Zafereo, M., Cabanillas, M. (2024). Cancro da tiroide: A review. JAMA: The Journal of the American Medical Association, 331(5), 425-435. https://doi.org/10.1001/jama.2023.26348
2. Cabanillas, M., Ryder, M., Jimenez, C. (2019). Terapia direcionada para câncer de tireoide avançado: Inibidores de quinase e mais além. Endocrine Reviews, 40(6), 1573-1604. https://doi.org/10.1210/er.2019-00007
3. Brose, M., Nutting, C., Jarzab, B., Elisei, R., Siena, S., Bastholt, L., de la Fouchardiere, C., Pacini, F., Paschke, R., Shong, Y., Sherman, S., Smit, J., Chung, J., Kappeler, C., Peña, C., Molnár, I., Schlumberger, M., DECISION investigators. (2014). Sorafenib no cancro da tiroide diferenciado, refratário ao iodo radioativo, localmente avançado ou metastático: um ensaio aleatório, duplamente cego, de fase 3. Lancet, 384(9940), 319-328. https://doi.org/10.1016/S0140-6736(14)60421-9
4. Pitoia, F., Jerkovich, F. (2016). Utilização selectiva do sorafenib no tratamento do cancro da tiroide. Drug Design, Development and Therapy, 10, 1119-1131. https://doi.org/10.2147/DDDT.S82972
5. Brose, M., Robinson, B., Sherman, S., Jarzab, B., Lin, C., Vaisman, F., Hoff, A., Hitre, E., Bowles, D., Sen, S., Oliver, J., Banerjee, K., Keam, B., Capdevila, J. (2022). Cabozantinibe para câncer de tireoide diferenciado refratário ao radioiodo previamente tratado: Resultados actualizados do ensaio COSMIC-311 de fase 3. Cancer, 128(24), 4203-4212. https://doi.org/10.1002/cncr.34493
6. Mortensen, A., Berglund, H., Hariri, M., Papalanis, E., Malmberg, C., Spiegelberg, D. (2023). Terapia de combinação do inibidor da tirosina quinase sorafenib com o inibidor HSP90 onalespib como um novo regime de tratamento para o cancro da tiroide. Scientific Reports, 13(1), 16844. https://doi.org/10.1038/s41598-023-43486-z
7. Farias, E., Hoff, A. (2021). Insights valiosos de experiências reais de tratamento de câncer de tireoide avançado com sorafenibe na América Latina. Archives of Endocrinology and Metabolism, 65(4), 401-403. https://doi.org/10.20945/2359-3997000000398
8. Schmidbauer, B., Menhart, K., Hellwig, D., Grosse, J. (2017). Tratamento diferenciado do cancro da tiroide: Estado da arte. Revista Internacional de Ciências Moleculares, 18(6). https://doi.org/10.3390/ijms18061292
9. Zhang, L., Feng, Q., Wang, J., Tan, Z., Li, Q., Ge, M. (2023). Base molecular e terapia direcionada no câncer de tireoide: Progressos e oportunidades. Biochimica et Biophysica Ata. Reviews on Cancer, 1878(4), 188928. https://doi.org/10.1016/j.bbcan.2023.188928
10. Vaccher, E., Schioppa, O., Martellotta, F., Fornasier, G., Giacomin, E., Re, F., Baldo, P., Corona, G., Gobitti, C. (2019). Perfis de segurança e considerações de farmacovigilância para medicamentos anticâncer recentemente patenteados: Cancro da tiroide avançado. Patentes recentes

na descoberta de medicamentos anticâncer, 14 (3), 226-241. https://doi.org/10.2174/1574892814666190726143011
11. Li, S., Yang, M., Guo, H., Liu, M., Xu, S., Peng, H. (2022). Ablação por micro-ondas vs tireoidectomia tradicional para nódulos benignos da tireoide: Um estudo de coorte prospetivo e não randomizado. *Radiologia Académica*, *29*(6), 871-879. https://doi.org/10.1016/j.acra.2021.08.017
12. Pareja, F., Naranjo, P., Olmedilla, M., Peña, Á. (2022). Ablación por radiofrecuencia en la enfermedad tiroidea y paratiroidea. Radiologia, 64(4), 383-392. https://doi.org/10.1016/j.rx.2022.01.015
13. Faraldo Valles, M., Cantero Muñoz. P., Mori Gamarra. F., Maceira M., Mejuto Martí. T., Casal. B. Acción de Tecnologías Sanitarias ACIS, I. de E. (s/f). Tratamento de nódulos benignos da tiroide por ablação térmica a laser ou por radiofrequência. Sergas.gal. NIPO: 133-20-025-6. Recuperado el 5 de octubre de 2024, de https://avalia-t.sergas.gal/DXerais/831/avalia-t201801AblacionNodulosTiroideos.pdf
14. Familiar Casado, C., Merino Menendez, S., Ganado Diaz, T., Pallarés Gasulla, R., Pazos Guerra, M., Marcuello Foncillas, C., Calle Pascual, A. (2020). Resultados de una sesión única de ablación por radiofrecuencia en nódulos tiroideos benignos: Resultados a 6 meses en 24 pacientes. Endocrinologia, diabetes y nutricion, 67(3), 164-171. https://doi.org/10.1016/j.endinu.2019.06.003
15. Zhou, W., Ni, X., Xu, S., Zhang, L., Chen, Y., Zhan, W. (2020). Ablação a laser guiada por ultrassom versus ablação por micro-ondas para pacientes com microcarcinoma papilar unifocal da tireoide: um estudo retrospetivo. Lasers em Cirurgia e Medicina, 52(9), 855-862. https://doi.org/10.1002/lsm.23238
16. Gao, X., Yang, Y., Wang, Y., Huang, Y. (2023). Eficácia e segurança da ablação por radiofrequência, micro-ondas e laser guiada por ultrassom para o tratamento do carcinoma papilar da tiroide T1N0M0 em larga escala: uma revisão sistemática e meta-análise. International Journal of Hyperthermia: The Official Journal of European Society for Hyperthermic Oncology, North American Hyperthermia Group, 40(1), 2244713. https://doi.org/10.1080/02656736.2023.2244713
17. Tofé, S., Argüelles, I., Álvarez, C., Tofé, Á., Repetto, A., Barceló, A., Pereg, V. (2023). Ablação percutânea com etanol guiada por ultrassom versus cirurgia de resgate em pacientes com recorrência locorregional de câncer papilar de tireoide. Clinical and Experimental Otorhinolaryngology, 16(4), 380-387. https://doi.org/10.21053/ceo.2023.00689
18. Navas-Campo, D., Caballero, D., Franco, D., Cajal Calvo, J., Ortiz, J., De Gregorio Ariza, M. (2021). Tratamiento de los nódulos tiroideos benignos mediante ablación térmica: nuestra experiencia. Seram, 1(1). https://piper.espacio-seram.com/index.php/seram/article/view/3725

Que perguntas, preocupações ou histórias pode partilhar sobre estes procedimentos?

1. Lembro-me de uma vez ter recebido no consultório uma jovem doente de 30 anos com uma lesão laterocervical. Os estudos pré-cirúrgicos revelaram tratar-se de uma massa sólida. Considerámos que se tratava de uma metástase de um primário desconhecido, não evidenciado nos estudos solicitados. Operei-o e ressecámos a lesão nodular, que tinha cerca de 8 cm, e a secção de congelação intra-operatória era compatível com uma metástase de cancro da tiroide. Motivado pelo diagnóstico, prossegui com uma tiroidectomia total e dissecção dos gânglios linfáticos. Tratava-se, afinal, de um carcinoma muito raro. Nunca esquecerei o que senti no momento de prosseguir com a tiroidectomia e a dissecção. Apesar de a ter mencionado como uma possibilidade no pré-operatório, não é uma decisão fácil de tomar.

2. Paciente com tumor sólido calcificado de tireoide, cuja punção foi compatível com carcinoma papilífero, foi agendado para tireoidectomia total. Realizamos a tireoidectomia e constatamos que o tumor apresentava uma fibrose peritumoral completa que impedia a visualização da anatomia. A lesão era tão difícil de ser removida que o residente de plantão, ao tentar luxar o enorme lobo tireoidiano, incluiu a artéria carótida. A carótida primitiva foi lesada, o que representou sangramento maciço e profuso. Tivemos que pinçar a carótida e repará-la com uma prótese. Foi, sem dúvida, um momento muito complicado e de grande stress. Posteriormente, o exame anatomopatológico revelou um tumor da tiroide e um paraganglioma da carótida.

3. As reoperações são um desafio terrível. Nenhum cirurgião gosta de reoperar um doente do pescoço, e muito menos quando se trata de um doente operado por outros colegas, mais do que uma vez, e ainda com o facto de ter sido irradiado. Já tive casos em que tive de reoperar doentes pela 3rd , 4th e, num caso, até pela 5th vez. A reexploração de um pescoço operado e irradiado é muito complexa, os pontos de referência anatómicos normais e esperados perdem-se completamente. Não posso mentir, estas reoperações assustam-me.

4. Já tive de efetuar traqueostomias em doentes conscientes com tumores extremamente agressivos, infiltrativos, com deslocamento da traqueia, intubáveis apenas por via oral. Nestes casos, sob sedação mínima, efectuei uma traqueostomia e até, por vezes, tive de entrar por via trans-tumoral para alcançar a traqueia. Numa ocasião, o tumor estava tão necrosado que, para

encontrar a traqueia, tive de usar uma seringa e, por aspiração, localizar o local onde ela tinha sido deslocada.

5. Em doentes com carcinomas especialmente anaplásicos, dada a possibilidade de compromisso traqueal, tento deixar uma pré-traqueostomia. Deixo a pele suturada à face anterior da traqueia para que, numa emergência, a entrada na traqueia seja imediata e fácil. Poucas vezes o patologista informa sobre o tipo de tumor, o que significa condenar o paciente a uma cicatriz que, como a pele adere à traqueia, vai incomodá-lo sempre que engolir e pode exigir uma reparação posterior se não tiver sido usada como acesso para uma traqueostomia. Nunca é fácil para mim decidir fazer uma pré-traqueostomia.

6. Numa ocasião, um doente consultou-me com um nódulo laterocervical cujo estudo radiológico pré-operatório mostrava uma lesão aderente à artéria carótida, hipervascularizada, o que nos fez pensar num glomus carotídeo. A cirurgia foi decidida em conjunto com a Cirurgia Vascular. Dissecámos a lesão, que acabou por se revelar uma lesão hipervascularizada cuja congelação intra-operatória revelou corresponder a uma metástase de carcinoma medular da tiroide. Uma vez terminada a dissecção do lado da lesão, prossegui com a tiroidectomia total. Sem dúvida, foi algo muito inesperado para todos.

7. Operar conhecidos, filhos de conhecidos ou amigos, ou altos funcionários fez-me envelhecer alguns anos. Já tive o dever de operar filhos de colegas, de companheiros de profissão médica, desde residentes a profissionais de outros centros, a colegas médicos que são chefes de serviço de alguns dos hospitais onde trabalho, a vários funcionários administrativos de muitos escalões, enfermeiros e até diretores de saúde. Sem dúvida, sinto-me lisonjeado pela confiança que depositam em mim, mas é uma pressão elevada, sobretudo quando alguns deles pedem para assistir à cirurgia dos seus familiares.

8. Durante uma cirurgia, na altura de iniciar a indução anestésica, o doente chama-me e diz-me à frente de todos os presentes: "Doutor, lembre-se que sou cantor, se a cirurgia alterar a minha voz eu mato-o". É claro que é preciso ter em conta a situação de angústia e stress que ele apresentava na altura, mas isso não deixou de me preocupar.

9. Aconteceu-me algo semelhante com um doente que veio com uma biopsia que indicava metástases de carcinoma papilar num gânglio linfático. A ecografia mostrou múltiplos gânglios linfáticos bilaterais. A doente não quis ser operada durante 6 meses desde que recebeu o diagnóstico, precisamente porque era atriz e cantora, pelo que não aceitava a possibilidade de complicações que afectassem a sua estética ou a sua voz. Neste caso, em especial, lembro-me que ela tinha várias metástases

linfonodais à volta do Nervo Recorrente. Deixei alguns anos da minha vida nesse procedimento.

10. Operei um colega médico, chefe de um serviço hospitalar. Durante a dissecção do lobo direito da tiroide, encontrei um Recorrente Não Recorrente. Mais uma cirurgia que me fez perder anos.

11. Durante uma cirurgia de tiroidectomia total, a dissecção do nervo recorrente foi difícil. Certamente, enquanto eu operava, o residente falava sobre como localizá-lo. O impressionante foi que no dia seguinte a paciente nos disse que achava que estava acordada durante a cirurgia e justificou o fato jurando que tinha ouvido "procure bem o nervo recorrente". Obviamente, a paciente não tinha conhecimento de anatomia, portanto não era coerente que ela pudesse usar essa frase.

12. Num pós-operatório de tiroide, passadas 6 horas, telefonei para perguntar como estava a doente e a enfermeira disse-me que estava muito bem, só que estranhou o facto de não ter aberto um olho. Falei com o médico de serviço que confirmou o que a enfermeira tinha dito e decidi ir ver a doente. Surpreendido com a situação, dirigi-me ao quarto e comecei a verificar a drenagem, depois a ferida e, não encontrando razão para uma situação tão estranha, perguntei-lhe porque tinha o olho fechado. Muito calmamente, a doente disse-me que tinha dores de cabeça com frequência e que as conseguia controlar mantendo o olho direito fechado.

13. Já operei doentes com carcinomas anaplásicos. O mau prognóstico destes é bem conhecido. Uma vez, um doente no pós-operatório imediato, traqueostomizado devido à invasão do tumor, teve alta e, no dia seguinte, a sua mulher disse-me que ele se tinha suicidado. Noutra ocasião, operei outro doente que, devido à invasividade do carcinoma, teve de ser ressecado em parte da traqueia. Três dias após a operação, o tamanho do tumor parecia como se eu nunca o tivesse operado. Nunca me esquecerei de que, enquanto fazia o curativo, a ferida teve uma hemorragia maciça com sangramento ativo, jorrando um jato de sangue com mais de 15 centímetros. A artéria carótida foi corroída. Levei-o para a sala de operações com o meu dedo a pressionar a zona, mas ele morreu antes de eu poder fazer alguma coisa. Outro caso, semelhante na sua agressividade, poucos dias após a cirurgia evoluiu com um tromboembolismo pulmonar maciço que a levou à morte.

14. Doente do sexo masculino, bronquite crónica e hipertensão grave com um tumor da tiroide. Marido da diretora da escola da minha filha. No pós-operatório, apresentou um quadro grave de hipertensão arterial e, consequentemente, desenvolveu um hematoma sufocante. Levei-o para o bloco operatório mas, devido à impossibilidade de um anestesista de imediato, tive de voltar a explorar a cervicotomia sob anestesia local.

15. Uma vez, realizámos uma biopsia de uma lesão nodular supraclavicular, que revelou metástases de carcinoma medular. A tomografia computorizada revelou um envolvimento metastático bilateral e mediastínico. Na consulta pré-cirúrgica, explicámos os riscos da sua cirurgia, tal como é habitualmente realizada, especialmente quando lhe demos o consentimento cirúrgico. O doente recusou-se categoricamente a ser operado se houvesse o risco de necessitar de uma traqueostomia. Só voltou à consulta meses depois, quando já tinha doença avançada e irressecável com metástases pulmonares, pelo que foi encaminhado para a Oncologia. Também não foi submetido a quimioterapia.

16. Numa consulta, recebi um doente que tinha sido tratado de um cancro do testículo (seminoma). Tinha sido operado e posteriormente irradiado. A sua consulta foi para um nódulo da tiroide que se revelou ser um carcinoma papilar da tiroide. Seis meses mais tarde, tive de o reoperar devido a metástases nodais jugulocarotídeas unilaterais. Embora tenha evoluído bem do seu carcinoma papilar, nos últimos anos desenvolveu um carcinoma espinocelular cutâneo numa das regiões da pele que tinha sido irradiada para o seminoma. Há não mais de 5 anos, desenvolveu um cancro da próstata que foi tratado com braquiterapia. Nos últimos meses consultou-me por dispneia que foi atribuída a derrame pleural bilateral, não neoplásico.

17. Os doentes com perturbações cognitivas têm sido muito difíceis de gerir, desde os doentes com Síndrome de Down até aos casos com outras deficiências psicofísicas. Em alguns casos, operei doentes com défices cognitivos que vieram à consulta completamente sozinhos, sem família. O acompanhamento pós-operatório era impossível de efetuar e tinha de ser adaptado ao nível de compreensão de cada caso. Cito uma doente com uma perturbação psicomotora e uma coreia, operada a um carcinoma folicular que, um ano após a cirurgia (mais uma dose ablativa de I-131), apareceu com metástases nos gânglios linfáticos submandibulares. Foi muito complexo mantê-la livre da doença.

18. Nunca esquecerei um dos meus doentes que, após uma cirurgia a um tumor altamente invasivo, necessitou de uma traqueostomia. A sua condição deteriorou-se rapidamente, apresentando desafios significativos. Apesar destas dificuldades, tanto o doente como a sua família estavam sempre gratos pelos cuidados prestados pela minha equipa. Num momento particularmente pungente, a sua esposa chamou-me à sua cabeceira. Através da sua válvula de fala, conseguiu exprimir a sua gratidão uma última vez antes de falecer.

Como é que os profissionais de saúde dão más notícias?

É essencial distinguir entre ser um profissional e demonstrar profissionalismo antes de prosseguirmos. Embora ter um título profissional signifique qualificações académicas e experiência, o profissionalismo envolve um compromisso mais profundo com a conduta ética, a competência e os cuidados centrados no doente. Muitos especialistas definiram o profissionalismo médico, destacando os seus valores fundamentais de focalização no doente, excelência na prática e responsabilidade social. Concordo com aqueles que defendem que os profissionais de saúde devem dar sempre prioridade ao bem-estar do doente em detrimento dos seus próprios interesses .[1,2]

Dar prioridade ao profissionalismo é essencial para prestar cuidados de elevada qualidade aos doentes. Ao promover a confiança, a satisfação e o comportamento ético, podemos reduzir o risco de erros médicos .[2]

A Pirâmide de Miller (Figura 1), juntamente com as suas várias modificações, oferece um modelo abrangente para avaliar o progresso do profissionalismo, desde o conhecimento teórico até à prática clínica, facilitando assim a identificação de áreas de melhoria[2,3] .

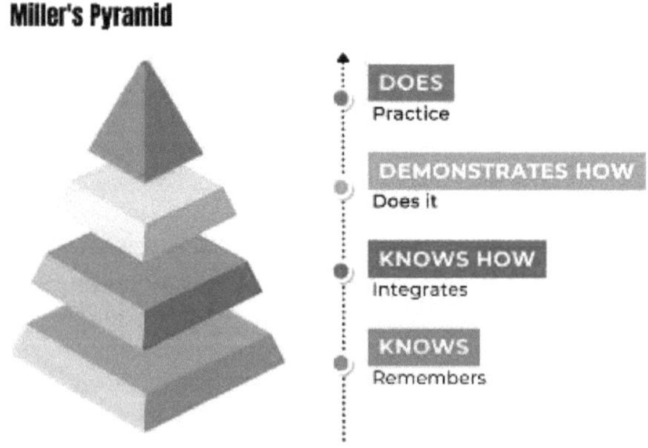

Figura 1. Pirâmide de Miller. Adaptado e modificado de Witheridge, A. .[3]

Inicialmente, o meu foco profissional é o trabalho colaborativo no seio de uma equipa multidisciplinar altamente qualificada. Juntos, esforçamo-nos por atingir um objetivo comum: o bem-estar global do paciente .[3,4]

A empatia, enquanto pedra angular da relação médico-doente, é definida como a capacidade de compreender e partilhar os sentimentos de outra pessoa. Implica colocar-se no lugar do outro, experimentando vicariamente as suas emoções e percepções. No entanto, é fundamental salientar que a empatia só é eficaz quando é percepcionada pelo doente e pela sua família. Por outras palavras, a empatia não é apenas um sentimento interno, mas requer uma expressão clara e compreensível para o outro .[3,4]

Vários factores podem comprometer a manifestação da empatia no contexto clínico, como a carga de trabalho excessiva, as longas horas de trabalho, as tarefas administrativas e os baixos salários. Estas condições podem gerar stress e diminuir a capacidade dos profissionais de saúde para se ligarem emocionalmente aos seus doentes . [4]

É importante diferenciar empatia de compaixão. Embora ambas envolvam uma reação emocional ao sofrimento dos outros, a compaixão é caracterizada por um sentimento de tristeza ou pena, enquanto a empatia se centra numa compreensão profunda da experiência emocional da outra pessoa. A compaixão, ao toldar a objetividade, pode limitar a capacidade do médico para tomar decisões clínicas sólidas .[4,5]

A comunicação, em todas as suas dimensões (verbal, não-verbal e paraverbal), é uma ferramenta terapêutica fundamental nos cuidados ao doente e à família. Não se limita à transmissão de informação, mas envolve um processo ativo de interação que envolve todos os participantes. Como vários autores referem, uma comunicação eficaz fomenta a ligação emocional e promove a colaboração entre a equipa de saúde e os doentes .[5]

A Associação Internacional para o Estudo da Dor conceptualiza a dor como uma experiência complexa e multidimensional que engloba componentes sensoriais e emocionais desagradáveis, frequentemente associados a lesões tecidulares reais ou potenciais .[6]

A comunicação eficaz deve ser uma pedra angular dos cuidados prestados aos doentes, especialmente durante as transições clínicas, como as alterações do estado de saúde, a tomada de decisões complexas que envolvem o doente e a família, as alterações das expectativas futuras ou a entrada numa fase terminal .[5]

Dar más notícias é um aspeto difícil dos cuidados de saúde[7] . As más notícias referem-se a qualquer informação que tenha um impacto significativo na vida de uma pessoa, frequentemente associada a um diagnóstico terminal ou a um prognóstico desfavorável. As diretrizes, como as delineadas por Huertas et al[7] , sublinham a importância de criar um ambiente de apoio, avaliar os conhecimentos e as preferências do doente e fornecer informações claras e compassivas. Ao seguir estas recomendações, os profissionais de saúde podem ajudar os doentes e as suas famílias a lidar com notícias difíceis e a tomar decisões informadas sobre os seus cuidados[7] .

Conclusão: Ao criar um ambiente compassivo e de apoio, podemos humanizar a transmissão de más notícias aos doentes oncológicos e dar prioridade ao seu bem-estar emocional .[8]

Bibliografia

1. Profesionalismo médico no novo milénio: Um estatuto para o exercício da medicina. Declaração conjunta da Federação Europeia de Medicina Interna, do American College of Physicians - American Society of Internal Medicine (ACP-ASIM) e do American Board of Internal Medicine. Ann Intern Med, 2002; 136: 243-6. (2003). Revista Medica de Chile, 131(4), 457-460. https://doi.org/10.4067/s0034-98872003000400016
2. Vivas, D., Reinoso, N., Jaimes, D. (2021). Profesionalismo médico como competência, uma visão desde a narrativa: estado del arte. Educación médica, 22, 517-520. https://doi.org/10.1016/j.edumed.2021.01.010
3. Witheridge, A., Ferns, G., Scott-Smith, W. (2019). Revisitando a pirâmide de Miller na educação médica: a lacuna entre a avaliação tradicional e o raciocínio diagnóstico. Revista Internacional de Educação Médica, 10, 191-192. https://doi.org/10.5116/ijme.5d9b.0c37
4. Domínguez-Torres, L., & Vega-Peña, N. (2023). Las pirámides de la educación médica: una síntesis sobre su conceptualización y utilidad. Revista Colombiana de Obstetricia y Ginecologia, 74(2), 163-174. https://doi.org/10.18597/rcog.3994
5. Arribalzaga, E., Algieri, R., Aparicio, M., Borracci, R., Ferrante, M., Jacovella, P., Lapetina, A, Manrique, J., Pincemin, I. (2016). Comunicación básica en cirugía. Ed Dunken. ISBN 978-978-02-9225-8. Pág. 73-82
6. Raja, S., Carr, D., Cohen, M., Finnerup, N., Flor, H., Gibson, S., Keefe, F., Mogil, J., Ringkamp, M., Sluka, K., Song, X., Stevens, B., Sullivan, M., Tutelman, P., Ushida, T., Vader, K. (2020). A definição revisada de dor da Associação Internacional para o Estudo da Dor: conceitos, desafios e compromissos. Dor, 161(9), 1976-1982. https://doi.org/10.1097/j.pain.0000000000001939
7. Ascencio-Huertas, L., Allende-Pérez, S., Castañeda-de la Lanza, C., Verástegui-Avilés, E. (2013). La comunicación de las "malas noticias" en cuidados paliativos. Gaceta mexicana de oncología, 12(4), 276-279. https://www.elsevier.es/es-revista-gaceta-mexicana-oncologia-305-articulo--la-malas-noticias-cuidados-X1665920113269870
8. Solana López, I., Juez Martel, I., Martínez Moreno, E., De Zea Luque, C., Martín Fernández de Soignie, A., Sánchez Baños, N., Guerra Martínez, J. (2022). Humanização na comunicação de notícias maléficas no paciente oncológico e paliativo. Oncología (Guayaquil), 32(3), 266-272. https://doi.org/10.33821/639

Que mitos desmascararia?

A cirurgia da cabeça e do pescoço está rodeada de muitos mitos que podem causar ansiedade e desinformação nos pacientes. O meu objetivo é desmistificar estes conceitos errados e proporcionar uma compreensão mais clara e precisa desta especialidade. Através do meu trabalho, pretendo abordar questões como a dor pós-operatória, cicatrizes e tempos de recuperação, fornecendo informações baseadas em provas científicas, experiência clínica e comparadas com a literatura

- A cirurgia da tiroide, especialmente para uma glândula de tamanho normal, pode muitas vezes ser concluída no espaço de uma hora. É crucial comunicar este facto ao anestesista para evitar uma anestesia prolongada desnecessária. Sobrestimar a duração do procedimento pode levar a tempos de recuperação mais longos para o paciente. À semelhança dos resultados de outros estudos, há doentes que têm alta antes das 24 horas de hospitalização[1] .

- Realização de cirurgia sem que o paciente esteja muito hipotenso. Em muitas ocasiões, o anestesiologista opta por manter o paciente hipotenso durante a exploração cervical. No caso de pacientes hipertensos ou bronquíticos crónicos que possam tossir no pós-operatório, sugiro o fechamento dos planos musculares antes de solicitar ao anestesista a normalização da pressão arterial do paciente e/ou a realização da manobra de Valsalva .[2]

- Começo as minhas tiroidectomias deslocando o lobo da tiroide e expondo o nervo laríngeo recorrente. Isto permite uma dissecção mais controlada e a ligadura do pólo superior. Não faço a ligadura de nenhuma estrutura até ter uma visão clara do nervo. Assim que o pólo inferior é libertado, a tração no lóbulo facilita a exposição do pólo superior. Esta técnica assegura uma visualização óptima do nervo laríngeo recorrente durante todo o procedimento .[3]

- É comum que o fecho da pele seja deixado nas mãos do residente júnior, e o fecho é a assinatura do cirurgião. A cicatriz é a coisa mais visível para o doente, pelo que recomendo um encerramento meticuloso .[3,4]

- Utilização de suturas não absorvíveis em planos superficiais. Este facto promove o aparecimento de granulomas de sutura. Os granulomas são uma causa de dor e desconforto, levando a múltiplas visitas de acompanhamento e, por vezes, a uma reoperação para remover o granuloma .[3,4,5]

- Os controlos ecográficos pós-operatórios causam por vezes graves problemas aos doentes. Há ultrassonografistas que, ao efectuarem uma ecografia de um doente pós-tiroidectomia, assinalam a presença de lóbulos da tiroide. Já vi casos em que foram registados lóbulos da tiroide de 1 cm por 1 cm bilateralmente. Situações como esta fazem com que o doente, ao ler o relatório, venha ao consultório questionar se a tiroide foi ou não removida, uma vez que está presente na ecografia. Sugiro que o ultra-sonografista se informe mais profundamente se o paciente já foi operado e que seu diagnóstico seja mais informativo, sem se aprofundar em uma descrição anatômica. Além disso, é muito provável que o ultra-sonografista identifique granulomas calcificados associados a material de sutura dentro do campo cirúrgico .[6]

- Creio que haverá diferenças de opinião, mas no meu historial, tive um número muito elevado de carcinomas multicêntricos ou bilaterais, mesmo carcinomas com menos de um centímetro com metástases nos gânglios linfáticos, pelo que sou mais propenso à tiroidectomia total .[7]

- Os custos dos cuidados de saúde são elevados. A maioria dos países tenta minimizar as despesas de saúde. Por isso, penso que é nosso dever utilizar apenas os recursos essenciais e evitar despesas desnecessárias ou supérfluas que possam ser influenciadas pela publicidade. Cada artigo que utilizamos ou pedimos para um procedimento deve ser justificado[8,9,10] .

- A prática médica deve ser orientada por uma medicina baseada em provas e não pelo medo de litígios. Embora seja importante estar ciente dos potenciais riscos legais, pedir exames desnecessários ou utilizar recursos excessivos não é a solução. Devemos dar prioridade aos melhores interesses do doente. Uma proporção significativa de cirurgiões sofre pelo menos uma ação judicial por negligência durante a sua vida profissional .[11,12]

- A maioria dos doentes sente um desconforto mínimo após a cirurgia da tiroide devido a uma gestão eficaz da dor. Os danos nos tecidos desencadeiam uma resposta no sistema nervoso central, sensibilizando os receptores da dor. Esta resposta é propagada através de vias específicas que ligam a medula espinal ao cérebro, modulando a experiência da dor. O bloqueio farmacológico dessas vias é uma estratégia terapêutica para reduzir a dor pós-operatória e promover uma recuperação mais rápida[13] . Para minimizar a dor pós-operatória, utilizámos a infiltração de anestesia local antes da incisão. O nosso principal objetivo foi aliviar a dor cervical, especialmente em doentes idosos que podem sentir um maior desconforto devido à hiperextensão cervical.

- Algumas cicatrizes podem desenvolver quelóides. Motivados por esta circunstância, utilizamos rotineiramente a pressoterapia local após a remoção das suturas para minimizar a possibilidade de desenvolvimento deste tipo de cicatriz .[14,15]

- Os doentes submetidos a cirurgia da tiroide expressam frequentemente preocupações sobre o aumento de peso pós-operatório devido a potenciais alterações metabólicas. A tiroidectomia total não conduz necessariamente a perturbações metabólicas ou ao aumento de peso. A monitorização regular dos níveis hormonais e a reposição adequada da hormona tiroideia podem manter eficazmente a função tiroideia e prevenir complicações sistémicas .[16,17]

- Nunca é demais salientar a importância de um conhecimento abrangente da endocrinologia para os cirurgiões. É demasiado comum recebermos referências para nódulos da tiroide sem um perfil hormonal adequado ou sem testes de anticorpos. Como cirurgiões, temos o dever para com os nossos doentes de assegurar que todas as investigações pré-operatórias necessárias são efectuadas. Isto inclui não só a avaliação inicial, mas também os cuidados pós-operatórios. Penso que não é profissional operar um doente, independentemente da patologia, e depois entregá-lo a outro especialista para os cuidados pós-operatórios. O papel de um cirurgião é mais do que apenas cortar e ressecar. Por exemplo, temos de estar preparados para gerir a tempestade da tiroide, tratar as crises hipocalcémicas frequentemente associadas à hipomagnesemia e fornecer um plano de alta abrangente, incluindo instruções específicas sobre a substituição da hormona da tiroide[16,17] . Em muitos sistemas de saúde, conseguir uma consulta atempada com um endocrinologista pode ser um desafio. É inaceitável deixar um paciente tireoidectomizado sem reposição hormonal até que ele possa ser visto por outro especialista. Do mesmo modo, se a terapêutica com iodo radioativo estiver indicada, temos de assegurar um calendário adequado para maximizar a sua utilização. Dar alta a um paciente sem um plano claro aumenta o risco de complicações. Para resolver estas questões, a nossa equipa trabalha em estreita colaboração com um endocrinologista ao longo de todo o percurso do doente, desde o planeamento pré-operatório até ao acompanhamento a longo prazo. Embora possamos encaminhar os pacientes para outros especialistas para cuidados contínuos, só o fazemos depois de garantir que estão medicamente optimizados. Esta abordagem colaborativa melhora os cuidados ao paciente, promove a consistência e fornece o apoio tão necessário aos pacientes e às suas famílias .[18]

Bibliografia

1. Ortega, J., Cassinello, N., Lledó, S. (2007). Cirugía tiroidea con menos de 24 horas de hospitalización. Resultados tras 805 tiroidectomías consecutivas en un programa de alta precoz tipo fast-track Cirugía Española, 82(2):112-116
2. Dini, D. Hipotensión controlada intraoperatoria. Algo mais que descer a pressão arterial. Simposio 2012;70(1) Disponível: https://www.anestesia.org.ar/search/articulos_completos/1/1/1440/c.pdf
3. Gil Carcedo-Sañudo, E., de las Heras-Flórez, P., Morales-Medina, G., Herrero-Calvo, D., Vallejo-Valdezate, L. Puntos clave en la cirugía de la glándula tiroides. Rev. ORL Salamanca oct/dic 2021;12(4) doi.org/10.14201/orl.25153 Disponível: https:**//scielo.isciii.es/scielo.php?script=sci_arttext&pid=S2444-79862021000400008**
4. Rodríguez Valiente, A., Segovia Gómez, T., Roldán Fidalgo, A., Bermejo Martínez, M., García Berrocal, J. (2014). Elaboración de un protocolo para el manejo de la herida quirúrgica en cirugía de cabeza y cuello: una cura eficaz, efectiva y eficiente en pacientes laringectomizados. Gerokomos, 25(2), 81-89.
5. Hernández, M., Merino, J., Garibay, A., del Carmen Padilla Desgarennes, M., Flores, A. (s/f). Fístula cutânea e granuloma a cuerpo extraño por material de sutura. Apresentação de um caso. Medigraphic.com. Recuperado el 16 de septiembre de 2024, de https://www.medigraphic.com/pdfs/derma/cd-2016/cd162b.pdf
6. Lobo, M. (2018). Ecografía de tiroides. Revista médica Clínica Las Condes, 29(4), 440-449. https://doi.org/10.1016/j.rmclc.2018.06.002
7. Rodríguez Marín, H., Granados Calixto, Á. (2006). Carcinoma papilar multicéntrico das tiroides: Estudio en el Hospital de San José de Bogotá. Revista repertorio de medicina y cirugía, 15(3), 143-148. https://doi.org/10.31260/repertmedcir.v15.n3.2006.435
8. Rivero Serrano, O., Martínez, L. (2011). La medicina atual. Revista de la Facultad de Medicina, Universidad Nacional Autonoma de Mexico, 54(2), 21-32. https://www.scielo.org.mx/scielo.php?script=sci_arttext&pid=S0026-17422011000200000
9. Justich, P. (2015). ¿Medicina basada en el mercado o medicina basada en el paciente? Archivos argentinos de pediatria, 113(2), 146-153. https://doi.org/10.5546/aap.2015.146
10. Lauzán, O. (2017). El crecimiento de los costos en salud visto desde la ineficiencia. Revista cubana de salud publica, 43(4), 584-605. https://www.scielosp.org/article/rcsp/2017.v43n4/584-605/

11. Prado S., (2018). Demandas judiciais contra cirujanos. Revista Chilena de Cirugía, 70(6), 495-495. https://doi.org/10.4067/s0718-40262018000600495
12. Amores Agulla, T., Marrero Quesada, J. (2015). Mala praxis médica en el quirófano. Revista cubana de cirugía, 54(2), 187-194. http://scielo.sld.cu/scielo.php?script=sci_arttext&pid=S0034-74932015000200012
13. Torres Tejerizo, J., Corvalán, M., Chiaramondia, M., Pelca, C., Laguzzi, N., Rodríguez, J., Dreizzen, E. (2016). Valoración del dolor posoperatorio con infiltración anestésica preincisional en colecistectomías. Rev Arg Cir, 108(3): 208-212.
14. Zaballos, P., Morales, A., Navarro, A., Salsench, E., Garrido, A., Montañés, J. Los queloides y las cicatrices hipertróficas. (2001). Medicina Integral, 38(9), 385-389. https://www.elsevier.es/es-revista-medicina-integral-63-articulo-los-queloides-cicatrices-hipertroficas-13022951
15. Cintrôn-Machón, G., Poveda-Xatruch, J. (2008). La cicatrización queloide. Ata Médica Costarricense, 50(2), 87-93. Disponível em https://www.scielo.sa.cr/scielo.php?script=sci_arttext&pid=S0001-60022008000200004
16. Santiago-Peña, L. (2019). Fisiología de la glándula tiroides. Disfunción y parámetros funcionales de laboratorio en patología de tiroides. Revista ORL, 11(3), 253-257. https://doi.org/10.14201/orl.21514
17. Fenández M. (2015). Patología y Cirugía de las Glándulas Tiroides y Paratiroides. Cyan Proyectos Editoriales, S.A. ISBN 978-84-8198-935-9. De la Sociedad Española de Otorrinolaringología y Patología Cérvico-Facial, P. O. (s/f). Tiroides y paratiroides. Seorl.net. Recuperado a 22 de setembro de 2024, de https://seorl.net/PDF/ponencias%20oficiales/2015%20Patolog%C3%ADa%20y%20cirug%C3%ADa%20de%20las%20glandulas%20tiroides%20y%20paratiroides.pdf
18. Rodríguez Weber, F., Secín Diep, R., Ramírez Arias, J. (2021). El trabajo en equipo como parte de un sistema de salud. Ata médica Grupo Ángeles, 19(4), 477-479. https://doi.org/10.35366/102530

Autores

Dr. D'Addino José Luis

Universidade de Buenos Aires, Argentina (UBA).
Especialista em Cirurgia Geral.
Especialista em cirurgia de cabeça e pescoço.
Consultor especialista em cirurgia de cabeça e pescoço.
Fellow em Cirurgia de Cabeça e Pescoço, Jackson Memorial Hospital, Miami.
Chefe do Serviço de Cirurgia Geral do Hospital Municipal de Vicente López.
Diretor da Carreira Universitária de Médicos Especialistas em Cirurgia Geral da Universidade de Buenos Aires (UBA).
Diretor do Programa de Residência em Cirurgia Geral, Hospital Municipal de Vicente López.
Professor Titular de Cirurgia Geral da Universidade de Buenos Aires (UBA).
Professor Titular de Cirurgia Geral na Universidade de Ciências Empresariais e Sociais (UCES).
Professor Titular de Cirurgia Geral na Universidade Aberta Interamericana (UAI).
Diretor médico do Hospital Modelo Privado de Vicente López.
Peer Reviewer da Comissão Nacional de Avaliação e Acreditação Universitária da Argentina, (CONEAU), do Sistema Regional de Acreditação de Diplomas Universitários (ARCU-SUR) do Mercado Comum do Sul (MERCOSUL) e Membro do Banco Internacional de Peer Reviewers (BIPE).

Dra. Grosso Cristina

Universidade de Buenos Aires, Argentina (UBA).
Especialista em Medicina Interna.
Especialista em Diabetologia.
Especialista em nutrição.
Especialista em Endocrinologia.
Consultor especialista em nutrição.
Chefe do Serviço de Endocrinologia e Nutrição do Hospital Municipal de Vicente López.
Professora Adjunta de Nutrição na Universidade de Buenos Aires (UBA).
Professora Titular de Nutrição na Universidade de Ciências Empresariais e Sociais (UCES).
Professora Titular de Nutrição na Universidade de Buenos Aires (UBA).
Membro do Comité de Hipertensão Arterial e Outros Factores de Risco Cardiovascular, Sociedade Argentina de Diabetes (SAD).
Peer Reviewer da Comissão Nacional de Avaliação e Acreditação Universitária da Argentina, (CONEAU), do Sistema Regional de Acreditação de Diplomas Universitários (ARCU-SUR) do Mercado Comum do Sul (MERCOSUL) e Membro do Banco Internacional de Peer Reviewers (BIPE).

D'Addino Florencia

Atualmente, está a realizar um estágio médico na Universidade de Ciências Empresariais e Sociais (UCES).
Programador Full Stack Universidade Tecnológica Nacional (UTN).
Especialista em Ethical Hacking Universidade Tecnológica Nacional (UTN).
Está a tirar uma licenciatura em Cibersegurança.
Domínio da edição de fotografias e do desenho digital.

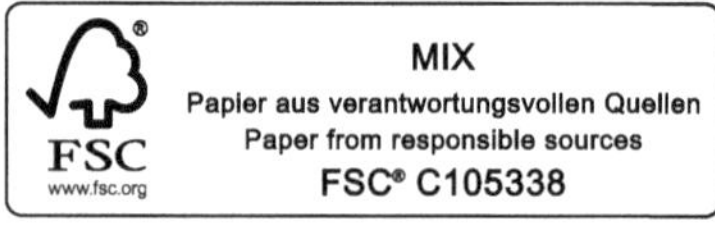

Printed by Books on Demand GmbH, Norderstedt / Germany